Mindfulness – Achtsamkeit

Aufmerksamkeit für den gegenwärtigen Moment

Marc Brookhuis

Deutsch von Klaus Hafkemeyer

Titel der niederländischen Originalausgabe: Mindfulness, aandacht voor nu.

4

„Dann, wenn man nicht mehr in Gedanken vorauseilt, ist jeder Schritt nicht mehr bloß ein Mittel zum Zweck, sondern ein einmaliges Ereignis."[1]

---

[1] Pirsig, R., *Zen and the Art of Motorcycle Maintenance: An Inquiry Into Values*, Harper Torch.

Inhaltsverzeichnis

Einleitung
1 Mindfulness in Kurzfassung
2 Leben auf „Autopilot"
3 Die Wichtigkeit des gegenwärtigen Moments
4 Meditation und die Wirklichkeit
5 Der Atem und der Körper
6 Wir sind nicht unser Denken
7 Wir sind nicht unser Gefühl
8 Voll und ganz im gegenwärtigen Moment
9 Zum Schluss

<u>Anhänge</u>
- Zazen, Meditation nach Zen
- Mehr mindfulness, die fünf Aufmerksamkeitsübungen
- Alle Übungen der Reihe nach

- Über den Autor

Einleitung

In der westlichen Welt gibt es seit geraumer Zeit viel Interesse an orientalischen Techniken. Meditation und Yoga sind mittlerweile bei der großen Masse schon bekannt. In letzter Zeit gibt es jedoch auch immer mehr Interesse an eine Meditationsart, die *mindfulness* oder Achtsamkeit genannt wird.

Aber, was ist *mindfulness* überhaupt? Wozu soll sie gut sein? Und, woher kommt sie? In diesem Buch wird diesen Fragen Aufmerksamkeit gewidmet. Dazu außerdem noch viele Achtsamkeitsübungen die im Alltag leicht anzuwenden sind.

1 Mindfulness in Kurzfassung

Was ist *mindfulness*? Es ist eine auf der Hand liegende Frage. Das Wort *mindfulness* bedeutet Aufmerksamkeit, aber man kann es auch als Bewusstsein oder Achtsamkeit wiedergeben. Damit ist zugleich auch das Ziel von *mindfulness* dargelegt. Einfach gesagt, geht es bei *mindfulness* darum, dass man mit bewusster Aufmerksamkeit wahrnimmt, was um einen herum passiert. *Mindfulness*, wie sie heutzutage ausgeübt wird, ist eigentlich ein Sammelbegriff für eine große Menge von Methoden und Techniken, die einem dabei helfen, wie es so schön heißt, „im Hier und Jetzt zu sein". *Mindfulness* wird ja auch Aufmerksamkeitstraining genannt, ein Training, das dich lehrt, mit deiner Aufmerksamkeit im Jetzt zu sein, und dir von allem was um dich herum geschieht, bewusst zu bleiben. Dafür werden verschiedene Übungen wie Bewegungs- und Körperübungen, meditative Übungen, Konzentrations- und Aufmerksamkeitsübungen und Einsichtsübungen angewendet. Diese Übungen kommen in den verschiedenen Kapiteln in diesem Buch an die Reihe.

Der Anfang
Die Wurzeln von *mindfulness* liegen im Osten, und dann vor allem im Buddhismus; eine Einstellung zum Leben, in der dem Bewusstsein und den Bewusstseinsübungen viel Aufmerksamkeit gewidmet ist. Der Ausdruck „*mindfulness*" ist allerdings dank dem Amerikaner Jon Kabat-Zinn, der Gründer des „Center for Mindfulness" in Massachusetts, im Westen bekannt geworden. In den siebziger Jahren entwickelte er ein Programm mit dem Namen Mindfulness Based Stress Reduction (MBSR): Ein auf orientalische Techniken (hauptsächlich Meditation und Yoga) basiertes Trainingsprogramm für Menschen mit chronischen, gesundheitlichen Beschwerden, wie langwierige Schmerzbeschwerden und Depressionen. Die Ergebnisse des Programms waren derart positiv,

dass *mindfulness* sich seitdem als ein Begriff über die westliche Welt verbreitet hat.

Zen
Die orientalischen Wurzeln von *mindfulness* entspringen, wie gesagt, dem Buddhismus, und dann vor allem dem Zen-Buddhismus und der Vipassana. Der Zen-Buddhismus, oder schlichtweg Zen, ist eine Form des Buddhismus, die in China entstanden ist und später in Japan groß geworden ist. Beim Zen stehen Ausdrücke wie „Hier und Jetzt" im Mittelpunkt, wobei es die wichtigste Übung ist, mit seiner ganzen Aufmerksamkeit im Hier und Jetzt zu sein. Von Zen-Meistern wird behauptet, dass sie ihr Bewusstsein so entwickelt haben, dass sie alles wahrnehmen. Ein bekanntes Beispiel ist, wie Zen-Meister sogar dazu fähig sind, das Fallen der Asche eines Weihrauchstäbchens wahrzunehmen.

Diese Behauptung trägt natürlich machoartige Züge, aber Zen ist auch sehr gut zur Selbstrelativierung imstande. So gibt es auch noch die Geschichte von einem Zen-Meister, der während eines Erdbebens vollkommen ruhig bleibt und sich nachher vor seinem Schüler großtut: „Hast du gesehen wie ruhig ich war. Ich war sogar imstande, in aller Ruhe ein Glas Wasser zu trinken." Der Schüler lächelt und sagt: „Das war kein Glas Wasser, das war ein Glas Soja."

Diese Geschichte macht die Lektionen die Zen zu bieten hat, selbstverständlich nicht weniger wichtig. Zen verlangt vor allem Aufmerksamkeit für den gegenwärtigen Moment, oder die Wirklichkeit. Es gibt nichts anderes, nur das „Hier und Jetzt". Die Vergangenheit ist vorbei, die Zukunft muss noch kommen. Versuche aus diesem Grund vor allem im Jetzt zu leben.

Vipassana
Eine andere wichtige Quelle von *mindfulness* ist Vipassana. Vipassana ist nicht so sehr eine Einstellung zum Leben wie Zen, sondern hauptsächlich eine Meditationstechnik. Vipassana, in Indien

entstanden, ist laut einigen Quellen „Die Technik", wie sie auch von Buddha -Siddhartha Gautama Buddha - selbst unterrichtet wurde.

Vipassana (ein Wort aus dem Pali[2]) heißt wortwörtlich: Die Sachen oder die Dinge so sehen, wie sie wirklich sind. Das ist was die Technik auch versucht. Ein wichtiger Bestandteil der Meditation ist die Selbstbeobachtung, mit dem Ziel, den Geist bis in die tiefsten Schichten von Negativität und Sachen wie Wut, Habgier und Angst zu säubern. Wenn diese nachlassen, wird der Blick mit dem wir die Welt anschauen, automatisch klarer. Außerdem entwickeln sich positive Eigenschaften wie Liebe, Mitleid und Freude von selbst.

Im Englischen wird Vipassana auch wohl *mindfulness with breathing* genannt, wegen der detaillierten und konzentrierten Art in der die Technik dem Atem folgt. Es geht zu weit, um hier die ganze Vipassana-Technik zu beschreiben, aber in den verschiedenen Übungen in diesem Buch sind Teile dieser Technik verarbeitet.

---

[2] Pali ist die Sprache, die in alten Schriften des Theravada-Buddhismus benutzt wurde. Pali entstammt wahrscheinlich dem Prakrit (die Sprache, die im alten Indien gesprochen wurde).

14

2 Leben auf „Autopilot"

Es ist ein wichtiges Ziel von *mindfulness*, seinen „Autopiloten" auszuschalten. Das heißt: das Durchbrechen der Routinemäßigkeit. Man ist sich den Sachen, die man macht, nicht mehr richtig bewusst.

Es ist eine Lebensart, wobei das Leben vorwiegend an einem selbst vorbei geht. Man geht von der einen Aktivität zur anderen, ohne sich dabei richtig zu fragen, was man gerade macht. Es ist als ob man in einer Art von Traumzustand lebt.

Wie oft passiert es zum Beispiel nicht, dass der Teller schon leer ist, ohne dass man sein Essen richtig gekostet hat. Oder, man trinkt gerade eine Tasse Tee, aber inzwischen denkt man an den Termin, den man später am Tag hat, die Einkäufe die noch gemacht werden müssen, oder die gestrige, unangenehme Besprechung. Man macht mehrere Sachen gleichzeitig, ohne eine Sache richtig bewusst zu machen.

In Gedanken
An sich ist es auch nicht so sonderbar, dass wir uns so benehmen. Bei uns Menschen spielt sich das Leben hauptsächlich im Kopf ab. Unter anderem kommt das, weil unser Gehirn nun mal eine enorme Kapazität hat. Und das ist auch einer der Gründe, weswegen es für uns so schwierig ist, dass wir uns völlig konzentriert mit nur einer einzigen Sache beschäftigen. Es ist nicht so, dass wir diese eine Sache nicht können, wir können aber so viel mehr. Diese eine Sache die wir gerade machen, verlangt nicht so viel von unserem Denkvermögen. Unsere Gehirnkapazität überschreitet locker die Grenze von dem, was wir dazu bräuchten. Also sucht unser Gehirn eine Ablenkung. Das Gehirn möchte die Aufmerksamkeit noch auf andere Sachen lenken, auf mehr Nahrung zum Beispiel.

Da kommt noch hinzu, dass wir Menschen mit unserem Denken sehr vertraut sind. Unser Denkvermögen hat uns als Spezies in der Evolution sehr weit gebracht. Die Fähigkeit, vorausdenken zu können und Strategien und Pläne zu machen, hat uns geholfen, zu überleben.

Viele unserer Gedanken sind deswegen auch auf die Zukunft gerichtet, das, was alles noch gemacht oder getan werden muss. Es ist eine Art Vorbereitung, eine Überlebensweise, um rechtzeitig vorbereitet zu sein, wenn sich der Moment ankündigt. „Dieser Bericht muss am Wochenende noch fertig werden. " „Nachher werde ich etwas zu Essen machen. Aber was denn überhaupt? Und danach muss ich unbedingt noch schnell meine E-Mails checken."

Aber, vielleicht sind wir in dieser Sache auch zu weit gegangen, und haben viele dieser Art von Zukunftsgedanken ihren Nutzen verloren. Sie hindern uns auf jeden Fall daran, mit unserer Aufmerksamkeit im Hier und Jetzt zu sein.

~

Zen und Wunder
Bei dem Zen-Buddhismus wird vor allem die Bedeutung des Alltags betont. Dabei ist es eine Herausforderung, um auch wirklich das zu machen, was man gerade macht. Ist man fähig, die Aufmerksamkeit nur darauf zu lenken? Ein gutes Beispiel ist die folgende Zen-Geschichte. In dieser Geschichte wird betont, dass es an sich schon ein Wunder ist, wenn man völlig konzentriert wirklich nur eine einzige Sache machen kann.

Ein Mönch gibt über die Fähigkeiten seines Meisters an. „Mein Meister ist so begabt! Wenn er an dieser Seite des Flusses stehen würde, und jemand anderer an der anderen Seite, und man würde ihm einen Pinsel geben, und dem anderen ein Blatt Papier... Dann würde der Meister Buchstaben in die Luft schreiben, und diese würden auf dem Papier erscheinen." Der andere Mönch hört zu und sagt, dass sein Meister auch zu wunderlichen Sachen fähig ist: „Wenn er schläft, dann schläft er. Wenn er isst, dann isst er."

~

Haltmomente
Es ist die Kunst, die Aufmerksamkeit wieder in das Jetzt zu bringen. *Mindfulness* versucht unter anderem den „Autopiloten" zu durchbrechen. Dies geschieht, wenn man ab und zu einen Haltmoment einlegt und bewusst eine Sache macht, mit seiner ganzen Aufmerksamkeit.

So ein Haltmoment könnte zum Beispiel das Trinken einer Tasse Tee sein. Eine Tasse Tee trinken als Achtsamkeitsübung geht wie folgt. Man macht eine Sache, in diesem Fall das Trinken des Tees, mit Aufmerksamkeit. Man hebt die Tasse Tee hoch. Man fühlt die Wärme der Tasse, man riecht den Duft des Tees, man schaut sich die Farbe des Tees an, man kostet den Tee sorgfältig und stellt die Tasse danach wieder ruhig und aufmerksam hin. Eine einfache Übung, die nur einige Minuten dauert.

Es gibt viele Übungen dieser Art, die einfach im Alltagsleben anwendbar sind. Dabei wird jedes Mal beabsichtigt, dass man versucht, kurz auf der Stelle zu treten, und dass man einen Moment aufmerksam ist. Die Idee ist auf diese Weise, bildhaft gesagt, Bewusstseinsinseln zu kreieren in dem aufgeregten Ozean, der das Leben darstellt.

<u>Übung</u>
Iss einen Apfel
Eine einfache Übung, vergleichbar mit dem Trinken des Tees, ist das Essen eines Apfels mit deiner ganzen Aufmerksamkeit. Versuche alles wahrzunehmen: Betrachte die Schale des Apfels, hat er eine glatte oder eher eine runzelige Schale? Spüre die Schale, spüre die Temperatur, rieche den Apfel, beiße in den Apfel und koste den Geschmack, spüre wie sich der Apfel kauen lässt.

~

Thich Nhat Hanh
Der Vietnamesische Zen-Meister Thich Nhat Hanh ist jemand, der sich schon ganz lange mit *mindfulness* beschäftigt. Schon lange bevor die Bezeichnung als solche beliebt wurde. Thich Nhat Hanh ist im wörtlichen Sinne ein Meister im Erdenken einfacher tagtäglicher Übungen, die dich, einfach gesagt, achtsam halten.
Zum Beispiel, man steigt in sein Auto und sagt sich: „Ich steige ins Auto und fahre nach...". Oder, man zählt die Stufen der Treppe, bevor man in seine Wohnung geht, um sich so der Tatsache bewusst zu werden, dass man wieder einen neuen Raum betritt. Auf diese Weise kreiert man ständig Momente des Bewusstseins, in denen man den Kontakt behält mit dem was man machen wird, oder wo man ist.

~

Übung
Bewusstseinsinseln
Jetzt folgen einige Beispiele einfacher Übungen, die im täglichen Leben leicht anzuwenden sind. Man kreiert jedes Mal einen Moment, um den „täglichen Strom der Dinge" zu durchbrechen und sich bewusst zu werden, wo man ist, und was man gerade macht.

Der Anfang des Tages
Nach dem Aufstehen beginnt man den Tag mit drei einfachen Ein- und Ausatmungen, am liebsten vor einem offenen Fenster. Schau in der Zwischenzeit nach draußen und betrachte die Umgebung.

Unterbreche deine Arbeit
Lege die Arbeit nieder und nimm dir die Zeit, zu dir zu kommen. Setzte dich aufrecht auf einen Stuhl. Die Füße flach auf dem Fußboden, während die Hände auf deinen Oberschenkeln ruhen. Entspanne deine Schultern und dein Gesicht. Nimm dir danach die

Zeit, und werde dir deiner Atmung bewusst. Folge dem Kommen und Gehen des Atems. Wenn du in Gedanken bist, bemerkst du die Gedanken, aber du lässt dich nicht auf sie ein. Mache diese Übungen ungefähr 3 Minuten, oder 10 lange Atmungen.

Was bewegt dich?
Beachte für kurze Zeit an verschiedenen Momenten des Tages was dich bewegt. Was denkst, oder fühlst du gerade in diesem Moment? Mache dies während drei Ein- und Ausatmungen. Übe keine Selbstkritik, aber beschränke dich lediglich auf das Registrieren von dem, was du wahrnimmst. Nach drei bewussten Atmungen nimmst du deine Beschäftigung wieder auf.

Dein Tempo bewusst verlangsamen
Führe während des Tages einfache Handlungen bewusst langsam aus. Zum Beispiel deinen Computer einschalten, oder das Mittagessen bereiten. Mache alles in *Slow Motion*, in einem niedrigen, gebremsten Tempo. Versuche dabei, ob du währenddessen den Kontakt mit deiner Atmung behalten kannst, oder ihr bewusst werden kannst.

Das Ende des Tages
Beende den Tag, bevor du ins Bett gehst, mit drei bewussten Ein- und Ausatmungen vor dem offenen Fenster. Schau dir die Umgebung an, und versuche Unterschiede im Vergleich zur gleichen Übung am Anfang des Tages wahrzunehmen.

Es ist zu empfehlen, diese Art „Bewusstseinsinseln" mit festen Zeiten oder Handlungen zu verbinden. Wie das Aufstehen, oder zu Bett gehen. Aber man denke zum Beispiel auch an regelmäßige Zeitpunkte, oder an Augenblicke, wie zu jeder vollen Stunde, wobei man seinen Wecker oder den Alarm seines Handys benutzen kann. Aber es gibt noch andere Möglichkeiten, wie zum Beispiel den

Toilettenbesuch, oder wenn man von einem Gebäude zum anderen geht, oder von einem Raum in den anderen.

3 Die Wichtigkeit des gegenwärtigen Moments

Wenn wir wenig Aufmerksamkeit haben für das, was wir gerade machen, oder wo wir gerade sind, ignorieren wir die Gegenwart, oder anders gesagt, das Jetzt. Das ist komisch, denn es gibt nichts anderes als die Gegenwart, das Jetzt. Man könnte diese Art zu leben, etwas übertrieben gesagt, eine Art der Respektlosigkeit nennen, gegenüber dem, was jetzt stattfindet. Als ob die Gegenwart, das Jetzt, nicht wichtig ist.

Davon ist die folgende Geschichte ein gutes Beispiel. Sie beschreibt die Art und Weise, wie ein Bergsteiger, in der Geschichte Ego-Kletterer genannt, auf einen Berg steigt.

„Der Ego-Kletterer ist ein Gerät, das außer Takt ist. Mit seinen Schritten ist er immer einen Moment zu früh oder zu spät. Er wird leicht einen wunderschönen Sonnenlichtstreifen, der durch die Bäume hindurch strahlt, verpassen. Er geht weiter, während die Unordentlichkeit seiner Schritte zeigt, dass er müde ist. Er ruht an den sonderbarsten Zeiten. Er schaut nach vorne, auf den Pfad, gespannt was vor ihm liegt, sogar wenn er das, was vor ihm liegt schon kennt, weil er eine Sekunde vorher auch schon geschaut hat. Den Umständen nach läuft er zu schnell oder zu langsam, und wenn er redet, sind seine Worte immer erfüllt von etwas anderem, einem anderen Ort. Er ist hier, aber er ist doch nicht hier. Er lehnt das Hier ab, er lebt in Unfrieden mit dem Hier, er möchte weiter auf dem Pfad sein, und sobald er dort ankommt, wird er genauso unglücklich sein, weil das dann das Hier ist. Worauf er sich freut, was er möchte, befindet sich alles um ihn herum, aber das ist nicht was er möchte, weil es um ihn herum ist. Jeder Schritt ist eine Anstrengung, sowohl körperlich wie geistig, weil er sich einbildet, dass sein Ziel weit von ihm entfernt ist."[3]

---

[3] Pirsig, R., *Zen and the Art of Motorcycle Maintenance: An Inquiry Into Values*, Harper Torch.

Dieser Bergsteiger ist ein deutliches Beispiel von jemand, der meint, dass es im Leben um ein Ziel in der Zukunft geht. Dabei ignoriert er das Jetzt und hat er auch keine Bindung mit der Gegenwart. Sein Ego, sein Verstand, hat ihm gesagt, dass er etwas erreichen muss, das weiter weg liegt. Und während er damit beschäftigt ist, lebt er keinen einzigen Moment im Jetzt.

Übung
JETZT
Eine einfache Achtsamkeitsübung, um die Wichtigkeit der Gegenwart mehr zu schätzen, ist schlichtweg, sich die nächsten Stunden keine Gedanken mehr an die Zukunft zu erlauben. Lass alle Gedanken an später oder morgen fallen, beschäftige dich mit dem, was du gerade machst. Wenn du merkst, dass Gedanken über später in dir aufkommen, sagst du einfach: „Nicht jetzt, später habe ich Zeit."

Wahrheit und Wirklichkeit
Was ist eigentlich das Jetzt? Und warum ist es so wichtig? Das Jetzt ist nichts anderes als die Gegenwart, das was sich momentan abspielt: In dir, in deiner Umgebung, oder anders gesagt, einfach in der Wirklichkeit.

Vor allem bei orientalischen Religionen (und orientalischen Philosophien) wird der Wirklichkeit viel Aufmerksamkeit gewidmet. Hauptsächlich befasst man sich dort mit dem Kontakt mit der Wirklichkeit. Das ist ein großer Unterschied im Vergleich zum westlichen Denken. Da ist gerade die Wahrheit von großer Bedeutung. Man denke an die Vorliebe für Fakten, Gesetze und logische Regeln in der westlichen Welt. Das Risiko ist jedoch, dass man die Wahrheit dann auch nur von diesem Wahrheitsrahmen aus betrachten kann.

Dies wird auch in einer bekannten Zen-Redensart ausgedrückt: „Der Finger, der zum Mond zeigt, ist nicht der Mond." Mithilfe unseres Denkens machen wir eine Reflexion der Wirklichkeit, aber diese Reflexion ist nicht die Wirklichkeit selbst.

Dieser Unterschied in der Vorgehensweise kommt auch in der folgenden kleinen Geschichte zum Ausdruck.

Eine weiße Frau geht zusammen mit einem Indianer über die Prärie. Sie sehen einen wilden Hund. Die Frau fragt: „Was ist das für ein Hund?" Der Indianer antwortet: Das ist ein guter Hund."[4]

Die Frage der Frau ist eine Frage nach Tatsachen, nach der Wahrheit, nach der Hundeart. Der Indianer versteht die Frage nicht, oder möchte sie nicht in diesem Rahmen beantworten. Er sieht den Hund, so wie er jetzt ist... er sieht einfach einen freundlichen Hund.

Eine wichtige Kritik der orientalischen Denkweise an der westlichen Welt hat hier auch mit zu tun. Laut dieser Kritik hat die westliche Denkweise eine zu große Distanz zur Welt. Die westliche Denkweise versucht, die Welt auf einer objektiven und distanzierten Art zu verstehen und festzulegen, wird so aber nie die Erfahrung der Wirklichkeit erfassen. Und das ist eine Erfahrung, die viel direkter und kräftiger ist, als welche Darstellung auch immer.

~

Haikus und die Wirklichkeit
Der alte Weiher.
Ein Frosch springt hinein. Oh! Das
Geräusch des Wassers.

Das ist einer der bekanntesten Haikus von Zen-Meister Matsuo Basho. Haiku ist eine traditionelle japanische Dichtform nach einem festen Muster. Sie bestehen nämlich meistens aus drei Wortgruppen von 5 -7 - 5 Lauteinheiten, wobei die Wörter in den

---

[4] Pirsig, R., *Lila: An Inquiry Into Morals*, Bantam.

Wortgruppen vertikal aneinandergereiht werden. Dadurch entsteht der typische Rhythmus, der das Haiku so charakterisiert.

Im Zen-Buddhismus werden Haikus öfters als Übung verwendet. Es ist eine Dichtform, bei der der Autor nicht versucht Emotionen oder ein Gefühl zu übermitteln, sondern versucht, die Wirklichkeit so direkt wie möglich anzunähern. Ein „gelungenes" Haiku, soweit hiervon die Rede sein kann, beschreibt einen Zeitpunkt und Ort, und versucht dem Leser die Eindrücke des Haiku-Momentes erfahren zu lassen. Ein Haiku schreiben ist hauptsächlich eine Betrachtungsübung, und das Entwickeln einer Empfindlichkeit für „das was da ist".

~

Sich vor der Wirklichkeit verbeugen
Wer schon mal in einem buddhistischen Kloster war, kennt ohne Zweifel die Bilder von vielen, sich oft verbeugenden Mönchen. Manchmal auch an den sonderbarsten Stellen. Oft ist dieses Verbeugen nicht viel mehr als eine Bewusstseinsübung. Ein Halt-Moment, um sich selbst wieder wach zu rütteln: sich bewusst sein, wo man ist, kurz still stehen, sich verbeugen und atmen, um danach wieder weiter zu machen. Es ist vor allem ein Versuch, aufs Neue, den Autopiloten zu durchbrechen und den Kontakt mit der Wirklichkeit herzustellen.

Die Architekten der chinesischen Tempel haben sich etwas ganz Schlaues ausgedacht. Sie zwingen den Besucher wahrhaftig, sich zu verbeugen. Die Türschwellen sind so hoch, dass man gezwungen ist nach unten zu gucken, und sich so automatisch verbeugt, so dass man nicht hinfällt.

Übung
Sich verbeugen
Mache, jedes Mal wenn du ein anderes, neues Zimmer betrittst, eine Verbeugung, und atme kurz tief durch. Mache dies zum Beispiel,

wenn du in deine eigene Wohnung hinein gehst, oder sie verlässt. Oder wenn du ein anderes Zimmer, oder Gebäude betrittst. Du kannst zwischen einem Kopfnicken oder einer tieferen Verbeugung variieren. Dabei sagst du dir in Gedanken: „Ich betrete ein anderes Zimmer und verbeuge mich. Ich bin hier, in diesem neuen Raum. Ich habe das Zimmer gesehen und ich habe mich selbst auch kurz gesehen."
Die folgende Zen-Geschichte handelt auch von Verbeugungen.

Ein Vater gibt seinem Sohn die bestmögliche spirituelle Ausbildung, jahrelang bekommt der Junge Unterricht von den besten Lehrern, in der Meditation, Yoga und Philosophie. Aber...der Vater bemerkt, dass trotz des Unterrichtes, doch noch was fehlt. Er entscheidet sich, seinen Sohn zu seinem Freund zu schicken, ein Bauer, der in einem Dorf ein Stück weiter wohnt. Der Sohn reist ab. Während des Gehens fragt er sich, was er in Gottes Namen noch von einem Bauern lernen kann. Nach einigen Tagen erreicht er den Bauern und erklärt ihm, weshalb er gekommen ist. Der Bauer schaut den Jungen eine Weile schweigend an und sagt ihm, dass er sich verbeugen soll. Der Junge verbeugt sich. „Tiefer", sagt der Bauer. Der Junge verbeugt sich tiefer, sein Kopf befindet sich auf Hüfthöhe. „Tiefer!" sagt der Bauer. Der Junge verbeugt sich noch tiefer. Sein Kopf und seine Hände befinden sich fast auf dem Boden. „Noch tiefer", sagt der Bauer. Der Sohn setzt sich auf die Knie und verbeugt sich. „Tiefer!" schreit der Bauer. Der Junge, auf seinen Knien, verbeugt sich fast platt auf den Boden. „Noch tiefer", sagt der Bauer. Der Sohn legt sich gestreckt auf den Boden, und streckt die Hände aus. „So ist es gut" sagt der Bauer. „Steh auf, Du kannst gehen. Deine Ausbildung ist abgeschlossen".

Diese Geschichte handelt vor allem von Bescheidenheit. Der Sohn denkt, dass er schon so klug ist, dass er nichts mehr von einem einfachen Bauern lernen kann. Er ist also doch nicht so klug. Er wird mit seiner eigenen Arroganz konfrontiert.

Im Sinne von *mindfulness* könnte man sagen, dass man sich vor der Wirklichkeit verbeugt. Man ist eine kurze Weile bescheiden, und gibt zum Beispiel seinen Terminkalender oder andere Sachen, die man als so wichtig empfindet, für kurze Zeit auf. Man atmet tief durch und verbeugt sich dort, wo man sich gerade befindet.

4 Meditation und die Wirklichkeit

Die Meditation ist eine der wichtigsten Übungen innerhalb *mindfulness*. Viele Achtsamkeitsübungen sind von sich aus schon eine Form der Meditation, aber hier wird die klassische Sitzmeditation gemeint, bei der man während einer festen Periode auf einem Meditationskissen sitzt.

Zen-Meditation

Es gibt viele verschiedene Arten der Meditation. Manche Arten der Meditation sind stark darauf gerichtet, Entspannung zu kreieren. Andere sind gerade darauf gerichtet, den Geist zu öffnen. Eine Form der Meditation wobei das Hier und Jetzt, oder die Wirklichkeit, im Mittelpunkt steht, ist die Zen-Meditation. Bei der Zen-Meditation hat man das Vorhaben, im Hier und Jetzt zu bleiben und seinen Geist zu öffnen.

    Beim Zen wird in einer straffen Haltung, während einer festgesetzten Periode (meistens 25 Minuten) meditiert. Dabei wird jedes Mal die Atmung gezählt, von eins bis zehn, und dann wieder von Anfang an. Es würde zu weit gehen, hier die ganze Technik zu beschreiben, aber im Anhang dieses Buches ist die Technik der Zen-Meditation ausführlich und detailliert beschrieben.

    Beim Zen geht es vor allem um den Kontakt mit der Wirklichkeit. Bei Zen-Meditation wird u.a. beabsichtigt, so genannte „Bubbles" zu verarbeiten. Bubbles kann man umschreiben als Werturteile: Alles was du als Individuum für wichtig oder wertvoll hältst. Es gibt verschiedene Sorten Bubbles. Sie variieren von hartnäckigen Vorurteilen bis zu alltäglichen Irritationen, oder den zufälligen momentanen mentalen Zustand.

    Diese Bubbles sorgen dafür, dass wir nicht die Wirklichkeit sehen, sondern unsere eigene Wirklichkeit, wie wir meinen, wie sie ist. In Sanskrit wird dies Tat Twam Asi genannt: „ Das bist Du". Was so viel bedeutet wie: Alles was man denkt, was man ist, und alles was man wahrnimmt, ist nicht zu trennen. Anders gesagt: Man sieht vor allem sich selbst, und all seine (Vor)Urteile, in der Wirklichkeit um sich herum widerspiegelt. Ein bekanntes Bubble-Beispiel ist das einer schwangeren Frau, die auf einmal überall um sich herum schwangere Frauen sieht. Gab es diese Frauen vorher nicht auch? Aber sicher, es ist nur das individuelle Blickfeld, das sich ändert.

Das Risiko ist groß, dass Bubbles unseren Blick trüben oder verengen. Bei der Zen-Meditation wird versucht, dass man sich seiner Bubbles bewusst wird, und sie gleichzeitig verarbeitet, damit sie nicht so bestimmend sind und wir die Wirklichkeit offener wahrnehmen.

~

Sand
Im Zen-Buddhismus wird der Gedanke der Bubbles oft in der Form eines Glases, gefüllt mit Wasser und einem bisschen Sand, dargestellt. Der Zen-Lehrer hält das Glas hoch und schüttelt es, bis wir eine trübe Substanz sehen. Der Gedanke dabei ist, dass der Mensch des Öfteren durch dieses trübe Wasser die Wirklichkeit sieht. Erst dann, wenn das Wasser zur Ruhe gekommen ist, zum Beispiel nach einer Meditation, und der Sand wieder auf den Boden des Glases gesunken ist, sehen wir alles wieder klar.

~

Übung
Zen-Meditation
Lies den Anhang über Zen-Meditation und meditiere regelmäßig. Am liebsten jeden Tag, 25 Minuten lang. Versuche, wenn das nicht klappt, in einem wöchentlichen Regelmaß zu meditieren, so, dass du weißt, dass du es durchhalten kannst. Zen-Meditation ist eine Weise, das Bewusstsein sauber zu halten, zu vergleichen mit einem Duschbad der Seele. Deshalb ist es sehr wichtig, es regelmäßig zu machen, wie eine „gute Seelenpflege".

Urteile nicht
Wie gesagt, ist es die Kunst, die Wirklichkeit zu betrachten wie sie ist. Ohne sie zu dem umzubilden, wie sie uns am angenehmsten ist. Damit kommen wir auf einen anderen wichtigen Aspekt von *mindfulness*. Nämlich, nicht zu urteilen über das Jetzt.

Dies ist ein wichtiges buddhistisches Prinzip. Der Buddhismus ist gegen Formen der Zwiespältigkeit, worin man die Welt verteilt in „Das möchte ich, das nicht", oder „Das ist gut, das nicht". Wenn man dies macht, ist man der Wirklichkeit nicht gerecht. Man sollte die Wirklichkeit so sein lassen, wie sie ist. Sobald wir urteilen, schließen wir Sachen aus.

Interessant in diesem Rahmen, ist das sogenannte Stempelphänomen. Wer schon mal an intensiven Exerzitien teilgenommen hat, kennt dieses Phänomen aus eigener Erfahrung. Während dieser Exerzitien darf nicht geredet werden. Man ist während einer Woche (oder zehn Tage) nur mit Yoga- oder Meditations-Übungen beschäftigt.

Weil man nicht reden darf, passiert etwas sehr Merkwürdiges. Sein Urteil über Sachen um sich herum, kann man nicht mit jemand anderem teilen. Man kann nicht zu seinem Nachbarn, über jemanden den man nicht mag, sagen: „Oje! Ist das ein…(trag hier irgendein Schimpfwort ein)".

Weil man sein Urteil nicht mit jemandem teilen kann, wird es auch nicht bestätigt. Das hat wieder zur Folge, dass deine Gedanken (Urteile) weniger hart werden. Man kann sein Urteil „nicht nett", nicht in der Außenwelt äußern, es bekommt deshalb keine Bestätigung von jemand anderem. Dies hat zur Folge, dass die Abstempelung „nicht nett", auch weniger hart wird. Hierdurch bleibt die Wirklichkeit länger offen. Außerdem ist die Chance größer, dass die Person, die man als nicht nett abgestempelt hat, mehr als nur das sein könnte. Dein Blick bleibt offen für andere Aspekte dieses Individuums.

Übung
Nicht Urteilen

Eine einfache Übung, aber deswegen noch nicht leicht: Versuche die nächste Stunde kein Urteil über etwas zu fällen. Wie fühlst du dich dabei? Versuche es danach auch mal im täglichen Leben. Versuche, jedes Mal, wenn du merkst, dass du urteilst, ob du weniger hart urteilen könntest. Versuche etwas Spielraum übrig zu behalten, um später vielleicht dein Urteil anzupassen. Wichtig ist, dass nicht Urteilen nicht das Gleiche ist wie in allem zuzustimmen. Die Übung ist vor allem, die Wirklichkeit so gut und offen wie möglich in all ihren Aspekten wahrzunehmen. Es geht um die Fähigkeit, dein Urteil hinauszuzögern.

5 Der Atem und der Körper

Es gibt mehr Achtsamkeitsübungen, neben Meditation, bei denen die Atmung angewendet wird. Diese Atmungsübungen werden des Öfteren als Konzentrationsübung angewendet, aber auch zur Entspannung. Und auch noch als eine Weise um mehr Kontakt mit seinem Körper zu bekommen.

Aufmerksamkeit für den Atem
Bei der Zen-Meditation ist die Atmung vor allem ein Hilfsmittel. Der Atem wird als Ankerpunkt genutzt. Von diesem Punkt aus kann man alles andere beobachten, und zu diesem Punkt kann man mit seiner Aufmerksamkeit immer wieder zurückkehren.

Aber die Atmung selbst kann auch das Thema, der Fokus der Übung werden. Bei der folgenden Übung, bei der beabsichtigt wird, erst der Atmung zu folgen und als nächstes die Konzentration auf einen einzigen Punkt zu bringen. Das Ziel der Übung ist, dass man sich seines Atems bewusst wird, es ist aber auch eine Konzentrationsübung.

<u>Übung</u>
Folge deiner Atmung
Atme ein paar Mal tief durch und lasse danach den Atem von selbst kommen und gehen. Versuche der Atmung zu folgen, ab der Nase bis tief in den Bauch und wieder zurück. Es ist praktisch, Markierpunkte zu nutzen, wie die Nasenflügel und die Oberseite des Brustkorbs und die Unterseite des Bauches. Es ist einfach zu fühlen, wenn der Brustkorb oder der Bauch hochkommt, wo sich die Atmung befindet. Es ist wichtig, die Atmung nicht zu steuern, sondern nur zu folgen, also nur registrieren. Wenn es klappt, der Atmung über den drei Markierpunkten zu folgen, versuche dann, ob du fähig bisst, der ganzen Linie zu folgen, ab der Nase bis zum Unterbauch und wieder zurück. Wenn das auch klappt, versuche dann, dich auf einen Punkt zu konzentrieren, nämlich den Punkt an

der Oberseite deiner Oberlippe, und fühle wie dein Atem beim Ein- und Ausatmen daran vorbei geht. Mache diese Übung 10 Minuten lang.[5]

Yoga-Atmungstechniken
Viele Atmungstechniken die bei *mindfulness* benutzt werden, stammen aus dem Yoga. Beim Yoga wird die Bedeutung des Atems schwer betont. Der Atem wird als die Lebensader betrachtet. Nicht nur wegen der physischen Notwendigkeit, sondern auch als Brunnen des Energiehaushaltes. Bei Yoga gibt es unter anderem die Bezeichnung pranayama, mit der die Beherrschung der Atmung gemeint wird. Ausübung der pranayama wird auch „Beherrschung der dünnen Lebensströme" oder „Kontrolle über die Lebenskraft" genannt. Viele pranayama-Übungen betonen das Verlängern oder Festhalten der Atmung. Bei dieser Übung steuert man die Atmung so, dass das Ausatmen zweimal so lange dauert wie das Einatmen, und das Festhalten der Atmung sogar viermal so lange.

Dabei ist es wichtig über die Nase zu atmen. In der Nase wird die Luft gesäubert, erwärmt und angefeuchtet. Das Atmen durch die Nase ist laut pranayama deshalb gesünder als die Atmung durch den Mund. Ein bekannter Yogi sagte mal: „Den Mund hat man zum Essen und Küssen, die Nase zum Atmen!"

Eine andere wichtige Atmungsübung beim Yoga, der viel positive Gesundheitseffekte zugeschrieben wird, ist die vollständige Atmung (auch die dirgha / dergha pranayama oder dreigliedrige Atmung genannt).

Die vollständige Atmung vereinigt drei Atmungen zu einer natürlichen Bewegung. Nämlich:
- Die Zwerchfellatmung (oder Bauchatmung)
- Die Flankenatmung (oder Brustatmung)
- Die Schlüsselbeinatmung (oder hohe Atmung).

---

[5] Diese Atmungstechnik wird u.a. bei Vipassana benutzt. Es ist eine der Anfangsübungen der ausführlichen Technik.

Übung
Vollständige Atmung
Die vollständige Atmung wird mit einem geraden Rücken im Schneidersitz ausgeübt. Als Variante, wenn man Rückenbeschwerden hat, könnte die Übung auch im Liegen auf dem Rücken ausgeübt werden. Die vollständige Atmung verläuft am natürlichsten, wenn die drei Phasen sich in einer nicht künstlichen, lockeren Bewegung folgen.

Die vollständige Atmung besteht aus drei Phasen. Im ersten Teil atmet man tief ein und aus in der Zwergfellatmung. Nach der Ausatmung fängt man erneut mit einer Einatmung in der Zwergfellatmung an und danach hoch zur Flankenatmung. Nach dieser Ausatmung wird die vollständige Atmung ausgeführt: Erneut füllt man die Lungen, von unten aus dem Bauch über die Flanken, nach oben hin. Man ist beim oberen Teil der Lungen, wenn man bemerkt, dass die Schlüsselbeine hoch kommen. Führe diese vollständige Atmung einige Male hintereinander aus.[6]

Der Körper und der Bodyscan
Außer dem Atem, wird bei *mindfulness* auch dem Körper Aufmerksamkeit gewidmet. Eine gute Weise, mit Hilfe des Körpers *mindfulness* auszuüben ist, aufs Neue, Yoga. Beim Yoga wird versucht, über verschiedene Dehn- und Streckübungen zu tieferen Bewusstseins- und Entspannungsformen zu gelangen.

Es bestehen viele verschiedene Arten Yoga. Eine Form, wie Poweryoga ist für *mindfulness* nicht so geeignet, aber Hatha Yoga oder Chakra Yoga sind zum Beispiel gute Typen, bei denen es viel Aufmerksamkeit für Ruhe, Meditation und Atmung gibt. Eine bekannte Achtsamkeitsübung, bei der der Körper im Mittelpunkt

---

[6] Im Bereich von Yoga werden einer bewussten Atmung viele positive Effekte, für Körper und Geist, zugeschrieben. Mit Gesundheitsversprechen sollte man immer vorsichtig sein, aber laut Yoga führen regelmäßige Atmungsübungen u.a. zu niedrigeren Blutdruck und Reduzierung von Stress.

steht, zwar ein Stück passiver als beim Yoga, ist der Bodyscan. Der Bodyscan ist eine umfassende und gute Übung, den Körper zu entspannen und die Seele baumeln (verstummen) zu lassen. Gleichzeitig entwickelt man mit dem Bodyscan einen besseren Kontakt mit dem Körper und eine größere Empfindlichkeit für den Körper.

Während des Bodyscans macht man eine Reise durch den Körper, wobei jedes Gebiet, von oben nach unten, mit Aufmerksamkeit untersucht wird. Man versucht bei dieser Übung die Sensationen im Körper wahrzunehmen, sich bewusst zu werden, wo der Körper verspannt ist, und was für eine Wirkung die Entspannung auf den Körper hat. Der Bodyscan ist eine ausführliche Übung, wofür man sich, vor allem zu Anfang, die Zeit nehmen sollte. Je nachdem man mehr Erfahrung hat, wird die Übung einen schnelleren Verlauf haben.

<u>Übung</u>

Der Bodyscan

Lege dich hin, oder setze dich auf einen stabilen Stuhl, schließe die Augen und versuche deine Aufmerksamkeit auf deine Atmung zu lenken. Werde dir deiner Ein- und Ausatmung bewusst und versuche deine Atmung nicht mehr zu steuern, sondern lass sie von alleine gehen. Wenn du dich nach ein paar Atmungen wohl fühlst, fängt der Bodyscan an.

Richte deine Aufmerksamkeit zuerst auf deine Stirn. Versuche die Haut zu spüren, eventuelle Verspannungen zu registrieren und entspanne dich mit einer Ausatmung. Mach das Gleiche mit den Augenbrauen, Augen, deiner Nase, den Ohren, deinem Mund und dem Kiefer. Versuche, ob du bemerken kannst, wie nach jeder Ausatmung, jeder Teil schwerer wird.

Richte danach deine Aufmerksamkeit auf deinen Hinterkopf und untersuche ihn konzentriert, von oben nach unten. Danach richtest du deine Aufmerksamkeit auf deinen Nacken, Hals, die Schlüsselbeine und deine Schultern. Anschließend auf deinen linken und rechten Arm, einer nach dem anderen. Fang bei deinem Oberarm an. Dann der Ellbogen, Unterarm, die Hand und die Finger.

Versuche bei jeder Ausatmung, da zu entspannen, wo du gerade mit deiner Aufmerksamkeit bist. Sollten deine Gedanken abschweifen, dann kehre ganz ruhig zu dahin wo du warst, zurück.

Richte deine Aufmerksamkeit weiter nach unten: Auf deine Brust, dein Zwergfell, deinen Oberrücken, Unterrücken und dein Rückgrat. Nimm dir die Zeit für jeden Körperteil.

Richte deine Aufmerksamkeit mehr nach unten: dein Becken, deine Genitalien, dein Gesäß, deine beiden Oberbeine, deine Knie, Unterbeine, Fußgelenke, Füße und Zehen.

Lass dich jetzt ganz schwer werden.

Wenn der ganze Körper entspannt ist, kehre dann noch mal zurück zu dem Teil deines Körpers, der sich während der Übung verspannt anfühlte. Gib dem Körperteil volle Aufmerksamkeit und versuche, ihn zu entspannen. Versuche, ob du einen Unterschied spüren kannst. Versuche auch zu bemerken, ob bestimmte Gedanken aufkommen oder Emotionen geweckt werden. Nimm sie nur wahr, lasse dich nicht auf sie ein, und lasse sie gehen.

Spanne, zum Schluss, zwei Mal, während 3 Sekunden, all deine Muskeln an, und entspanne mit einer Ausatmung. Richte deine Aufmerksamkeit jetzt langsam wieder auf deine Umgebung. Höre die Geräusche um dich herum, lasse sie zu dir durchdringen. Öffne deine Augen.

6 Wir sind nicht unser Denken

Es ist an der Zeit, wieder zum Denken zurückzukehren, weil es gerade das Denken ist, das uns so oft daran hindert, im Hier und Jetzt zu leben. Wir Menschen haben, wie schon gesagt, eine enorme Gehirnkapazität. Eine Kapazität, die für uns jedoch nicht immer vorteilhaft ist.

Gedankentrips und kleine Geschichten
Man könnte sagen, dass das Gehirn, wegen dieser Kapazität, ständig Nahrung braucht. Es gibt keine Ruhe. Das führt unter anderem zu sogenannten Gedankentrips: Gedanken und kleine Geschichten die einem ständig im Kopf herumgehen. Dazu ist das Gehirn sehr gut fähig. Auf tausend verschiedene Weisen ist es mit dieser Art von Gedankentrips beschäftigt.

Eine dieser Weisen ist zum Beispiel, in Gedanken kleine Geschichten zu erzählen. Denke zum Beispiel daran, wie man sich selbst Geschichten erzählt über sein eigenes Funktionieren, während man beschäftigt ist. Man muss zum Beispiel bei einer Versammlung ein Konzept verteidigen, aber währenddessen denkt man ständig: „Ich kann es nicht", oder „sie finden es bestimmt keine gute Idee".

Denke auch an Sänger, die vorsingen müssen. Oder wenn man ein Bewerbungsgespräch führen muss. Geschichten die einem im Kopf herumgehen. „Ich kann es doch nicht, meine Stimme gefällt ihnen nicht." Oder, „mein Anzug passt mir nicht, ich mache bestimmt einen schlechten Eindruck." Alles Geschichten, die ständig da sind und die nicht zu besseren Leistungen führen.

Außerdem kommt dahin zu, dass man in dem einen Moment selbst, wo die Leistung abgerufen werden muss, nicht bei der Sache ist. Man ist in diesem Moment nicht im Jetzt, sondern in seinem Kopf, mit seinen Gedanken. Die Chance ist groß, dass es dann nicht klappt. Man hat, anders gesagt, keinen Kontakt zur Wirklichkeit. Obendrein macht man mehrere Sachen gleichzeitig, wie zum Beispiel

Gedanken haben und gleichzeitig singen, ohne eine Sache mit aller Aufmerksamkeit zu machen: wie nur das Singen, oder nur das Führen eines Gespräches.

Eigene Wirklichkeit
Es kommt oft vor, dass man über vergleichbare Formen der Gedankentrips, der Wirklichkeit einen ganz eigenen Inhalt gibt. Zum Beispiel, durch das Verhalten von anderen Menschen zu interpretieren. „Er benimmt sich mal so, dann wieder anders, und das kommt bestimmt, weil er meine Handlungsweise nicht gut findet." Oder, „Er schaut ziemlich müde aus, wahrscheinlich langweile ich ihn."

Wenn man dies macht, kreiert man in seinen Gedanken eine Kette von Analysen und Schlussfolgerungen, die wohl gar nichts mit der Situation zu tun haben. Und aufs Neue ist man nicht in der Wirklichkeit, im Jetzt, sondern in seiner eigenen Version der Wirklichkeit.

Wiederum ist es ein Beispiel, wie Gedanken einem einen Streich spielen, und dazu führen, dass man mit seiner Aufmerksamkeit nicht im gegenwärtigen Moment ist. Der Kopf und das Denken haben eine eigene Wirklichkeit kreiert.

Gedankentrips durchbrechen
Mindfulness kann dabei behilflich sein, Abstand zu nehmen, sich zu distanzieren von diesen Gedankentrips. Dies geschieht, wenn man versucht, weniger eine Einheit mit seinen Gedanken zu sein, oder einfach seine Gedanken nicht selbstverständlich für wahr anzunehmen.

Es geht vor allem darum, den Mechanismus, bei dem einem sofort Gedanken durch den Kopf gehen, zu durchbrechen. Man sollte versuchen, sich von seinen Gedanken los zu trennen. Die Gedanken hart wegdrängen, funktioniert aber meistens nicht. Was man versucht zu unterdrücken, kommt oft umso härter wieder zurück. Es ist die Kunst, Gedanken zu sehen als nicht mehr als das was sie sind:

Gedanken. Sie kommen, man betrachtet sie von einem Abstand und lässt sie wieder gehen.

Eine Weise, nicht zu einer Einheit mit seinen Gedanken zu werden, ist einfach, sie zu benennen. Siehe folgende Übung.

Übung
Gedanken benennen
Mache diese Übung laut, jedes Mal wenn dir ein Gedanke durch den Kopf geht. Wenn du zum Beispiel denkst, was du alles noch machen musst, sage dir dann nicht: „Ich habe noch so viel zu tun", sondern benenne, was gerade passiert: „Mir geht der Gedanke durch den Kopf, dass ich noch einiges zu tun habe".

Wähle dabei immer die gleichen Worte: „Mir geht der Gedanke durch den Kopf, dass…". Wenn du zum Beispiel denkst: „Mein Partner ist immer kritisch". Sage dann: „Mir geht der Gedanke durch den Kopf, dass mein Partner immer kritisch ist".

Mache diese Übung jeden Tag, während einer Woche. Wende sie danach erst wieder an, wenn du bemerkst, dass du dich in deinen Gedanken verstrickst.

Wie gesagt, ist es die Kunst, das Denken zu observieren, anstatt über seine Gedanken nachzudenken. So kannst du erfahren, dass Gedanken nicht mehr sind als nur Gedanken. Der Gedanke geht dir durch den Kopf, aber du identifizierst dich nicht mit ihm.

Eine andere nützliche Übung handelt von der Bewusstwerdung der vielen Gedanken, die dir durch den Kopf gehen. Versuche sie ab und zu aufmerksam wahrzunehmen. Sieh es als eine Form der guten Pflege: kurz stillstehen bei dem, was sich gerade alles in deinem Kopf abspielt und das wahrnehmen.

Übung
Treibende Blätter

Setze dich entspannt hin und schließ die Augen. Stell dir einen langsam strömenden Fluss vor. Sieh wie das Wasser über die Kieselsteine, dem Schilfrohr vorbei strömt. An einem warmen, sonnigen Tag sitzt du an diesem Fluss, und siehst dir die vorbeitreibenden Blätter an.

Werde dir jetzt deinen Gedanken bewusst. Jedes Mal, wenn dir ein Gedanke durch den Kopf geht, stellst du dir vor, dass du den Gedanken auf eines dieser Blätter legst. Wenn du in Worten denkst, legst du die Worte auf das Blatt. Wenn du in Bildern denkst, legst du das Bild auf das Blatt. Bleibe beim Fluss und sieh, wie die Blätter vorbeitreiben. Versuche nicht den Strom zu lenken.

Auch ablehnende Gedanken wie: „Ich mache diese Übung nicht richtig", oder „Was mache ich denn nur gerade?", du hebst sie auf und legst sie auf die Blätter. Mache diese Übung etwa fünf Minuten.[7]

~

Der Kreis des Denkens

Bei orientalischen Religionen wird sehr davor gewarnt, dass einem zu viele Gedanken durch den Kopf gehen. Vor allem wegen des Risikos, dass man sich eine ganz eigene, isolierte Welt kreiert, wobei der Unterschied zwischen Wahn und Wirklichkeit nicht mehr immer einigermaßen klar ist.

Es ist die Kunst, den Kontakt mit der Wirklichkeit nicht zu verlieren. Oder, die Wirklichkeit wieder kurz zuzulassen. Wie man das macht, erzählt die folgende Geschichte (aus dem Taoismus).

Im Land des Chaos leben Unordnung und Verzweiflung. Unordnung und Verzweiflung haben eine fantastische Zeit. Eines Tages sagt Unordnung: „Chaos kümmert sich gut um uns. Vielleicht sollten wir

---

[7] Diese Übung stammt von www.simplifylife.nl.

uns mal erkenntlich zeigen, und was für ihn machen. Aber was? Chaos hat ja alles schon". „Hm, nicht alles", sagt Verzweiflung nach einigem Überlegen. „Chaos hat keine Löcher! Keine Öffnungen, mit denen er hören, schmecken oder riechen kann". „Ach", sagt Unordnung, „das ist eine gute Idee. Wir geben ihm Löcher!" Sie machen sich an die Arbeit. Jeden Tag bohren sie eine Öffnung in Chaos und am sechsten Tag stirbt Chaos.

Es ist eine ziemlich merkwürdige, aber doch auch wieder ganz logische Geschichte. Die Öffnungen stellen unsere fünf Sinne dar (Augen, Ohren, Nase, Zunge und Tastsinn). Je nachdem wir unsere Sinne öffnen, haben wir weniger Gedanken. Wir machen wiederum Kontakt mit der Wirklichkeit, dem gegenwärtigen Moment, in dem wir die Wirklichkeit über all unsere Sinne zulassen.

Die Warnung ist auch deutlich: Wenn uns zu viele Gedanken durch den Kopf gehen, oder wir beschäftigen uns nur noch mit unseren Gedanken, entsteht Chaos: Ein geschlossenes System, in dem eine Vielfalt an Gedanken zu einem Wirrwarr von noch mehr Gedanken führt, bis wir uns in unserem Denken verstricken. Dann ist es wichtig, die Sinne zu öffnen und bewusst zu gucken, bewusst zu riechen, bewusst zu spüren usw.

~

Die Sinne
Diese taoistische Geschichte ist auch die Grundlage vieler Achtsamkeitsübungen: Nämlich das Öffnen der Sinne, bewusst mit sinnlichen Wahrnehmungen umzugehen. Dies ist möglich, indem man seine Sinne aufmerksam der Reihe nachgeht. Zum Beispiel: Momentan schreibe ich mit der Maschine, ich spüre die Tastatur unter meinen Fingern, ich höre den Ventilator meines Computers und rieche wie meine Nachbarin das Abendessen kocht: „Hm…Indische Küche, schmackhaft". Und so weiter. Es ist die

meist natürliche Form der Bewusstseinstechniken: Öffne einfach deine Sinne.

Übung
Die Sinne
Widme deinen Sinnesorganen Aufmerksamkeit. (Es ist praktisch, vor Anfang der Übung eine starke Tasse Tee zu kochen. Das ist behilflich beim Riechen und Schmecken.)

Setze dich ruhig auf den Boden oder auf einen Stuhl, zuerst mit geöffneten Augen und schaue aufmerksam um dich herum. Vielleicht fällt dir etwas auf, was du bis jetzt noch nicht in deiner Umgebung gesehen hast. Schließe deine Augen, spüre deine Sinne. Versuche aufmerksam zu lauschen, wie viele Geräusche hörbar sind. Rieche bewusst, vielleicht riechst du Essensgeruch, eine Blume im Zimmer oder den Tee, den du dir gerade gekocht hast. Werde dir deines Körpers bewusst. Spüre die Temperatur im Zimmer. Spüre den Boden, auf dem du sitzt. Öffne wieder deine Augen, trinke den Tee und koste ihn aufmerksam.

~

Die Konditionierung des Geistes

Die Sinne können einem auch sehr gut dabei behilflich sein, in den richtigen Geisteszustand zu geraten, weil sie Reizsignale abgeben. Der Grund, weshalb während der Meditation öfters Weihrauch abgebrannt wird, ist nicht nur wegen des angenehmen Geruches. Es ist auch eine Konditionierung des Geistes. Wenn man jedes Mal Weihrauch während der Meditation abbrennt, wird man bemerken, dass man schneller in den richtigen Geisteszustand gelangt, wenn man das nächste Mal wieder Weihrauch riecht.

~

7 Wir sind nicht unser Gefühl

Was für Gedanken gilt, gilt auch für Gefühle. Auch auf diesem Gebiet ist es die Kunst, sich nicht völlig mit seinen Gefühlen zu identifizieren. Es ist wichtig, seinen Gefühlen aufgeschlossen zu sein, aber man darf sich gleichzeitig nicht von seinen Gefühlen mitreißen lassen. Es geht um die richtige Balance.

Wichtig ist auch hier, dass man nicht völlig in seinem Gefühl aufgeht. Nochmals eine Geschichte aus dem Zen-Buddhismus.

„Wie steht es um den Himmel und der Hölle?", fragt ein Samurai dem Zen-Meister. „Gibt es beim Zen auch so was wie einen Himmel und eine Hölle?" Der Zen-Meister schaut den Samurai geringschätzend an. „Ach je...Der kleine Soldat möchte gerne Antworten auf große Fragen, aber er ist noch nicht einmal imstande, sein Schwert richtig festzuhalten." Der Samurai ist sehr beleidigt, wird wütend und zieht sofort sein Schwert. „Das..." sagt der Zen-Meister, während er zum Schwert zeigt, „ist die Hölle!" Der Samurai hört auf, schaut nach seinem Schwert, kommt zur Einkehr und steckt sein Schwert zurück in die Scheide. Der Zen-Meister verbeugt sich und sagt: „Und das ist der Himmel".

Dies ist die Form eines unkontrollierten Gefühls, nämlich blinde Wut. Beim Zen ist blinde Wut mit der Hölle zu vergleichen. Warum? Nicht so sehr wegen der Wut, sondern wegen der Blindheit. Der Samurai scheint darüber keine Kontrolle zu haben. Schlimmer noch, die Wut hat ihn im Griff. Beim Zen-Buddhismus wird diese Form der Blindheit aufs Strengste verurteilt.

Hier ist der *mindfulness*-Gedanke: Behalte immer Spielraum bei dem was du machst. Behalte die Kontrolle. Bei Zorn, Wut oder anderen Gefühlen. Behältst du die Kontrolle? Das ist die Frage.

Am einfachsten, eine Form der Bauernschläue, ist bis zehn zählen (schon eine Meditationsübung an sich). Sicher im Falle von Zorn und Wut, bei starken Gefühlen, die öfters schnell zu Handlungen führen, ist es vernünftig nicht sofort zu handeln, sondern sich erst kurz gewahr zu werden, was passiert. Versuche dir bewusst zu werden, was du fühlst. Atme zum Beispiel ein paar Mal tief durch. Spüre deinen Atem, wie er durch deinen Körper geht, behalte die Beherrschung und gehe nach was du fühlst.

Übung
Ich habe ein Gefühl
Die gleiche Übung wie bei Gedanken ist auch bei Gefühlen möglich. Anstatt von „Ich bin böse" oder „Ich bin traurig" sagst du dir jedes Mal: „Ich habe das Gefühl, dass...". Also: „Ich habe das Gefühl, dass ich böse bin".

Mache diese Übung jeden Tag, eine Woche lang, immer wenn du bemerkst, dass du starke Emotionen empfindest. Wende es wieder an, wenn du bemerkst, dass du dich in deinen Emotionen verfängst.

~

Gefühle empfinden
In buddhistischen Klöstern wird manchmal sehr konkret mit Gefühlen, wie Zorn und Wut geübt. Mönche unterziehen sich geduldig Beleidigungen und Schimpfwörtern, nehmen sie in sich auf, und versuchen zu empfinden, inwieweit es sie kalt lässt oder nicht. Wo im Körper ist es spürbar? Ist es im ganzen Körper fühlbar, und ist es möglich, es abfließen zu lassen? Es sind Bewusstseinsübungen, nicht blind zu werden, in dem Moment, in dem man richtig böse wird.

~

Gute Pflege
Mit angenehmen Gefühlen haben wir meistens keine Probleme, aber bei unangenehmen Gefühlen ist das eine andere Sache. Meistens versuchen wir, sie zu verdrängen, aber das erfordert öfters

zusätzliche Energie. Außerdem besteht die Gefahr, dass die Gefühle später heftiger zurückkommen. Wenn es um Gefühle geht, ist es vernünftig, sie gut zu pflegen. Dies ist möglich, wenn man sie untersucht. Zum Beispiel, wenn man versucht, den Hintergrund der Gefühle herauszufinden, und sie so besser versteht.

Manchmal weiß man, zum Beispiel im Falle geistlicher Schmerzen (denke dabei an Trauer), ganz genau was die Ursache ist. Auch dann ist eine gute Form der Pflege möglich. Bei der folgenden Übung widmet man seinen Gefühlen ausführliche Aufmerksamkeit.

Übung
Aufmerksamkeit für Gefühle
Bei dieser Übung ist es wichtig, seine Gefühle zu bemerken, zu erkennen (akzeptieren, dass es sie gibt) und wenn möglich, sie zu lindern. Als nächstes versuchst du, die Ursache deiner Gefühle zu verstehen. Versuche bei dieser Übung einfach zu akzeptieren was du bemerkst, ohne dich an angenehme Gefühle festzuklammern, oder unangenehme Gefühle zu verdrängen.

Lege dich entspannt hin. Schließe die Augen und konzentriere dich auf dich selbst. Erkenne wieder das erste Gefühl, das du entdeckst. Benenne dieses Gefühl, wenn möglich. Zum Beispiel: Ich spüre, dass ich böse bin, oder traurig. Wenn das Gefühl zu stark wird, versuche dann, deine Aufmerksamkeit zu versetzen, und widme sie kurz deiner Atmung. Das Gefühl wird in Stärke abnehmen. Versuche darauf, die Aufmerksamkeit wieder den Gefühlen zu widmen.

Behalte den Kontakt mit dem Gefühl. Verdränge es nicht, betrachte es mit Interesse. Spüre, wo das Gefühl sich im Körper merkbar macht. Indem du bei deinem Gefühl bleibst, wirst du bemerken, dass es zur Ruhe kommt. Bewusstes Atmen könnte hierbei helfen. Wenn es zum Beispiel Kummer ist, kannst du dir sagen: Ich atme ein und spüre, dass es Kummer ist, ich atme aus, und lasse meinen Kummer zur Ruhe kommen. Daraufhin löst du dich von dem Gefühl, bleibst nicht darin stecken.

Versuche zum Schluss herauszufinden, woher dein Gefühl kommt, oder womit es zu tun hat. Suche nicht allzu lange, wenn du keine Antwort findest. Vielleicht kommt sie beim nächsten Mal. Öffne die Augen und komme zu dir selbst.

Wenn du diese Übung öfters machst, kann sie dir dabei helfen, Gefühle einfacher zu verarbeiten und sie in deinen täglichen Beschäftigungen weniger bestimmend zu sein lassen.

8 Voll und ganz im gegenwärtigen Moment

Es ist wirklich nicht so, dass wir immer mit unseren Gedanken im Kopf feststecken, oder in unseren Gefühlen. Manchmal sind wir ganz bestimmt im Hier und Jetzt, mit unserer ganzen Aufmerksamkeit und Konzentration.

Es sind Momente, die uns widerfahren. Zum Beispiel, wenn wir etwas machen, das wir lieben, von irgendetwas begeistert sind, oder etwas genießen. Man hört wunderschöne Musik, in der man völlig aufgeht. Man führt ein fesselndes Gespräch. Oder, man genießt es, zu kochen mit seiner ganzen Aufmerksamkeit.

Im Einklang mit der Wirklichkeit
Diese Art Momente werden auch wohl Momente dynamischer Qualität genannt.[8] Oder Flow, ein vergleichbarer Begriff.[9] Man ist völlig im Jetzt. Alles fließt. Man ist im Einklang mit der Wirklichkeit. Liebe und lieben… Es sind wichtige Wörter. Wenn man mit etwas beschäftigt ist, was man gerne macht, macht man es automatisch mit seiner ganzen Aufmerksamkeit. Man ist im Jetzt und mit dem verbunden, was man gerade macht. Sachen die man liebt, die zu Leidenschaft führen, die einen begeistern, sorgen für die richtige Aufmerksamkeit. Manchmal geht man so in ihnen auf, als gäbe es kein Ich mehr. Das Aufgehen des Subjekts im Objekt. So wird dies in der orientalischen Philosophie auch wohl genannt. Das Ich ist verschwunden und das Einzige was bleibt, ist das, was passiert.

---

[8] Pirsig, R., *Lila: An Inquiry Into Morals*, Bantam.
[9] Eine bekannte Bezeichnung, von dem amerikanischen Psychologen M. Csikszentmihalyi eingeführt.

~

Enthusiasmus und Spiritualität

Das Wort Enthusiasmus ist in diesem Rahmen ein interessantes Wort und kommt von Theos, beziehungsweise Gott. Enthusiast könnte man übersetzen als In Gott Sein, oder von Gott getrieben. Ein anderes Wort für Enthusiasmus ist Begeisterung. Begeistern bedeutet beleben; mit Geist erfüllen. Auf Englisch heißt Begeisterung Spirit. Und Spirit führt wieder zu Spiritualität.

Dies sind wichtige Übersetzungen. Sie erzählen etwas über Spiritualität. Wenn man mehr Spiritualität in seinem Leben haben möchte, sollte man nach der Spiritualität in einem selbst suchen. Nach seinem eigenen Enthusiasmus, seiner eigenen Freude. Und wenn man die hat, ist die Chance groß, dass man das, was man macht, mit seiner ganzen Aufmerksamkeit macht.

~

Ein bekanntes Beispiel dieses Phänomens ist, wie Babys völlig in dem, was um sie herum passiert, aufgehen können. Die Rassel über der Wiege, ein Bällchen oder einfach ein Tüchlein. Alles was um sie herum passiert, wird zur totalen Wirklichkeit.

Das kommt unter anderem, weil ihr Denkvermögen noch nicht so weit entwickelt ist, dass sie im Voraus denken können und nicht unterscheiden können, was wichtig ist, und was nicht. Dies ändert sich, wenn wir älter werden. Jedoch auch dann gibt es diese Momente, in denen man ganz im Hier und Jetzt sein kann. So wie der Moment des Genusses oder des Enthusiasmus. Aber auch der Moment, in dem etwas Unerwartetes passiert. Man fährt zum Beispiel mit dem Auto und die Bremse versagt. Man spürt keine Bremskraft und auf einmal ist man mit seiner Aufmerksamkeit bei dem, was in diesem Moment passiert. Ein Moment dynamischer Qualität.

Ein bekanntes Flow-B ispiel ist w e Babys völlig in dem, was um sie he um passiert, a fgehen   über der Wiege,

ein Bällc en oder einfach ein Tüchlein. Die wir älter werden, jedoch gibt es auch dann Mo
Hie Jetzt ist. Eine andere
Weise auf die man völlig ins Jetzt geraten kann, ist wen etwas Une
ert. Man fährt zu --
@@@@ ## ##
##
in seinem Auto und . Mit dem Fuß spürt dynamischer Qualität.
es diese Momente in denen man völlig im Hier und Jetzt ist.
Eine andere Weise,
auf die man ganz ins Jetzt geraten kann, ist wenn etwas Unerwartetes passiert. Widerstand
@@@@ @@@@ ## ## #####
# ### ## &&&
&&&&

Also gut, das war ein kleiner Spaß. Aber wenn es funktioniert hat, warst (bist) du mit deiner ganzen Aufmerksamkeit kurz im Jetzt. Ich hätte auch etwas anderes machen können, z.B. mit einem komischen Bild eines, in der Luft schwebenden, Schweines, oder mit einem schockierenden Bild, das Kriegsopfer abbildet.

Es geht um das Unerwartete. Ein bekannter Scherz mit dem Bewusstsein. Unser Gehirn wacht auf, wenn es etwas Unerwartetes sieht. Das Unerwartete verursacht eine zusätzliche Bedachtsamkeit und sorgt dafür, dass wir Kontakt mit dem Jetzt herstellen. Man denke dabei zum Keispiel an diese bedachtsamkijt oder dieze…einfachen Rechtschreibfehler. Das Unerwartete weckt einen auf.

Dies sind alles nur Beispiele wie Jetzt-Momente einem wiederfahren können. Diese Momente sind aber schnell wieder vorbei. Bevor man es sich bewusst ist, ist man wieder in Gedanken und macht sich Sorgen über die Zukunft, Sachen die passieren werden. Weg ist die Aufmerksamkeit für den gegenwärtigen Moment, für das Jetzt.

Die Absicht von *mindfulness* und allen Übungen in diesem Buch, ist selbstverständlich, das Jetzt weniger abhängig von den Momenten die einem passieren zu sein lassen, jedoch den gegenwärtigen Moment bewusst zu suchen.

Eine Weise, sein Leben so einzurichten, dass man so viel wie möglich bei seinem Enthusiasmus bleibt; ein Leben, in dem man das, was man macht, mit Liebe macht. Dann erst ist die Chance groß, dass man mit Aufmerksamkeit in dem gegenwärtigen Moment lebt. Das ist selbstverständlich nicht so 1,2,3 geregelt. Im Leben funktioniert es auch nicht immer so, dass wir es nach unseren eigenen Wünschen einrichten können, aber als Richtlinie ist es der Mühe wert, es zu untersuchen.

Das Jetzt ist nicht immer angenehm
Wo ich dies gesagt habe, ist es auch wichtig, bei einem anderen Aspekt des Hier-und-Jetzt stilzustehen. Des Öfteren wird Aufmerksamkeit für den gegenwärtigen Moment mit Positivität und schönen Sachen in Verbindung gebracht. Wie, wenn man sich in einem Flow befindet, während man auf der Spitze seines Könnens, leidenschaftlich beschäftigt ist.

Das hört sich alles toll an. Aber…kann man auch im Jetzt sein, wenn es nicht angenehm ist? Das ist ein Stück schwieriger, und auch ein einigermaßen komischer Gedanke. Wir alle wollen es ja gut haben. Aber das Leben ist nicht immer angenehm. Es gibt eben Sachen im Leben, die schmerzhaft und schwierig sind. Auch *mindfulness* befasst sich mit diesen Angelegenheiten in Form einer nicht-(be)urteilenden Akzeptanz.

Wenn wir Schmerz oder unangenehme Gefühle erfahren, wollen wir etwas daran tun. So sind wir Menschen nun mal. Wir verlangen nach einer Handlung, um den Kram in Ordnung zu bringen. Man kann es vergleichen mit einem Kind während eines Streites. Es neigt automatisch zu einer Gegenreaktion, wie Schimpfen oder Prügeln, um so den Schmerz zu bewältigen. Es ist ein automatischer Tu-Modus.

Aber meistens funktioniert dies nicht. Im Gegenteil, es sind diese Art Aktionsstrategien, die zusätzlichen Kummer verursachen. Durch krampfhaft zu versuchen, das Problem zu lösen, oder sich gegen eine Situation zu wehren, so wie sie ist, reiten wir uns nur noch tiefer rein. Wir vergrößern das Leiden: „Leiden = Schmerz plus der Widerwilligkeit, ihn zu spüren".

Bei *mindfulness* wird ein Versuch gemacht, vom „Tun" in das „Sein" umzuschalten. Und einfach Kummer, Wut oder Schmerzen zu empfinden, ohne sie zu verdrängen. Anstatt einer automatischen Gegenreaktion, bleibt man bei diesen Gefühlen einfach anwesend. (Siehe auch die vorhergehende Übung „Aufmerksamkeit für Gefühle").

~

Schmerzempfindung
Dieser Aspekt von *mindfulness* wird öfters in der Gesundheitspflege angewendet, vor allem, wenn es um die Bewältigung von Schmerzen geht. Den Patienten wird u.a. gelehrt, sich eine andere Schmerzempfindung anzueignen. Anstatt sich von den Schmerzen abzuwenden, also eine Handlung, bleibt man mit seiner Aufmerksamkeit bei ihnen. Die Patienten konzentrieren sich zuerst auf ihre Atmung und lassen dann den Schmerz zu. Der Schmerz lässt nicht nach, sondern wird erträglicher. Es wird nicht so ein Kampf, wenn man den Schmerz akzeptiert und in Ruhe verarbeitet.

~

9 Zum Schluss

Es ist natürlich die Kunst, *mindfulness* zur Lebenseinstellung zu machen, zu einem Leben, in dem Aufmerksamkeit für den gegenwärtigen Moment eine zentrale Rolle spielt. Ein Leben, in dem man sich seiner Umgebung, seinem Tun und Lassen, aber auch seinen Gedanken und Gefühlen, die in einem herumgehen, bewusst ist.

Das erfordert selbstverständlich Übung. Die Übungen, die in diesem Buch beschrieben sind, können dabei helfen, indem man sie regelmäßig ausführt. Auf diese Weise könnte *mindfulness* zur zweiten Natur werden. Das wird gewiss nicht von dem einen auf den anderen Tag gehen. Es ist nicht leicht, sein Verhalten zu ändern, alte Muster und Automatismen hat man sich nicht so einfach abgewöhnt.

Ein gutes Hilfsmittel ist, sicherlich wenn man gerade erst mit *mindfulness* anfängt, wenn man sich deutliche Erkennungszeichen gibt. Zeichen, die einen daran erinnern, dass man *mindfulness* ausübt.

Übung
Hilf dir selbst, dich zu erinnern
Es ist vernünftig, sicherlich wenn man gerade erst mit *mindfulness* anfängt, sich an diese Tatsache zu erinnern, indem man sich etwas Sichtbares in sein Wohnzimmer hängt. Man denke dabei zum Beispiel an einen Luftballon, den man aufbläst. Und sobald dieser leer ist, bläst man wieder einen neuen Luftballon auf. Und wenn dieser wieder leer ist, aufs Neue… und so weiter, sodass man jedes Mal eine aktive Handlung ausführt, wobei man sich sagt: „Ich bin dabei, etwas mehr im Jetzt zu leben. Ich beschäftige mich mit *mindfulness*".

Außerdem ist es klug, Achtsamkeitsübungen mit festen Augenblicken zu koordinieren. Denke u.a. an Momente, in denen man wartet. Wenn man vor einer roten Ampel warten muss, oder in einer Schlange vor einer Kasse im Supermarkt. Anstatt sich zu ärgern, macht man zum Beispiel leichte Atmungsübungen.

Denke auch an feste Regelmäßigkeiten. Zum Beispiel jedes Mal, wenn man sich einen Tee oder Kaffee macht, sein Mittag- oder Abendessen bereitet. Reserviere etwas extra Zeit, von 5 bis 15 Minuten, um zu üben. Letztendlich wird man bemerken, dass man *mindfulness* nicht mehr ausübt, sondern, dass es zur zweiten Natur geworden ist.

Wie gesagt, es gibt nur die Gegenwart, das Hier und Jetzt. Und was wir machen können, ist versuchen, uns so viel wie möglich an diese Gegenwart anzuschließen.

„Dann, wenn man nicht mehr in Gedanken vorauseilt, ist jeder Schritt nicht mehr bloß ein Mittel zum Zweck, sondern ein einmaliges Ereignis".

Anhänge

Zazen, Meditieren nach Zen

Eine der wichtigsten Übungen beim Zen-Buddhismus ist die Meditation, auch wohl Zazen genannt. Meistens wird während einer Zeit von 25 Minuten meditiert.

Wenn man zuhause mit der Meditation anfängt, ist es empfehlenswert, diese aufzubauen. Zu Anfang 10 Minuten pro Tag, danach immer 5 Minuten länger. Zum Beispiel die ersten zwei Male 10 Minuten, dann zwei Mal 15, zwei Mal 20 bis zu einem Maximum von 25 Minuten.

Beim Zen wird meistens zweimal pro Tag meditiert. Das kommt einem etwas viel vor, und es ist auch nicht für jeden leicht, dies zu bewältigen. Jeden Tag zu meditieren ist aber empfehlenswert. Wenn das auch zu viel sein sollte, versucht man auf jeden Fall eine geringe wöchentliche realisierbare Anzahl Meditationen zu erreichen. Jede extra Meditation die man macht, ist eine willkommene Zugabe.

Die Basishaltung

Beim Zen wird der Haltung viel Aufmerksamkeit geschenkt. Es ist wichtig, dass sie stabil ist. Wenn man stabil sitzt, braucht man ihr eigentlich keine Beachtung mehr zu schenken und kann man sich voll auf die Meditation konzentrieren. „Sitzen wie ein Berg, strömen wie ein Fluss", wird öfters bei Zen gesagt.

Beim Zen sind verschiedene Meditationshaltungen möglich. Die bekannteste ist die vollständige Lotushaltung (auch doppelter Lotus genannt). In dieser Haltung ruhen beide Füße auf den Schenkeln in einer gekreuzten Position. Die Fußsohlen zeigen dabei nach oben. Man sagt von der vollständigen Lotushaltung, dass sie die geeignetste Haltung zum Meditieren ist, weil man besonders stabil und gut geerdet auf dem Boden (Kissen) sitzt.

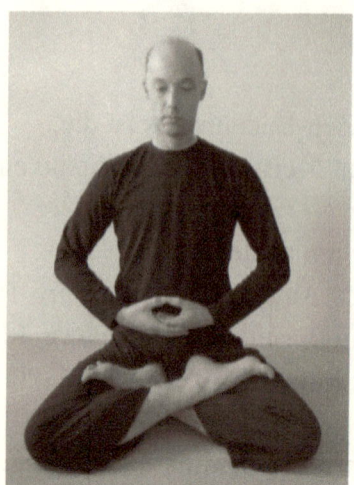

Doppelter Lotus

Eine Variante ist die halbe Lotushaltung. Dabei liegt nur ein Fuß kreuzweise auf dem anderen Oberschenkel und liegt der andere auf dem Boden, oder unter dem anderen Schenkel. Die völlige oder halbe Lotushaltung ist aber nicht für jeden einfach auszuführen. Das hat unter anderem mit den Proportionen deines Körpers zu tun.

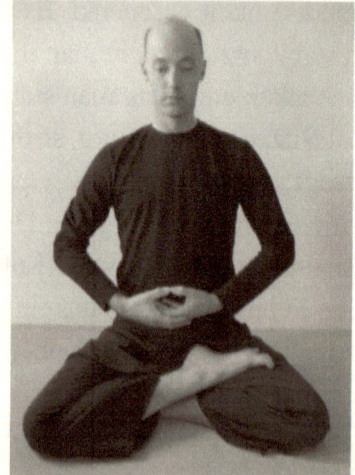

Halbe Lotushaltung

Gelingt die Lotushaltung nicht, so gibt es genügend gute Alternativen, wie die Burmesische Haltung. Diese Haltung ist eine

Alternative der Lotushaltung. Bei der Burmesischen Haltung legt man die eine Ferse nahe an den Körper ran und das andere Bein davor. Ein guter Ausgangspunkt (auch bei den Lotushaltungen) ist, wenn die Knie den Boden berühren. Dies kommt nämlich der Stabilität zugute. Wenn dies nicht klappt, ist eine andere Haltung, zum Beispiel die mit einer Meditationsbank, eine bessere Alternative.

 Der Schneidersitz ist eine bekannte Haltung. Die Beine sind gekreuzt und beide Fußgelenke liegen übereinander, unter den Schenkeln. Diese Haltung funktioniert nur, wenn man stabil sitzt. Ein Nachteil des Schneidersitzes ist aber, dass man schnell zu wackeln anfängt. Dann ist wiederum die Meditationsbank eine gute Alternative.

 Eine Haltung, bei der man gekniet auf der Meditationsbank sitzt, ist fast für jeden geeignet. Man sitzt auf der Bank, die Fersen gerade unter dem Gesäß, und unter der Bank hindurch. Diese Haltung kann man auch mit einem Meditationskissen ausführen, aber dabei muss das Kissen meistens auf die Kante gestellt werden, sodass man etwas höher sitzt.

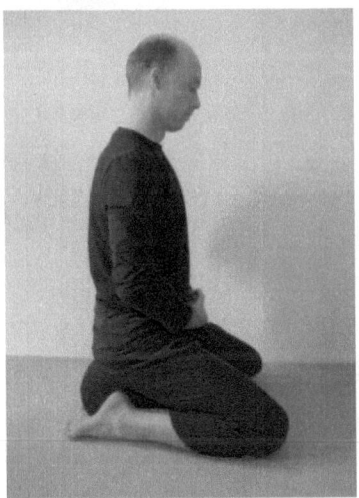

Gekniet auf Meditationskissen

Bei all diesen oben genannten Haltungen ist es wichtig, dass man auf einem guten und stabilen Kissen sitzt. Denke hierbei an eine Höhe von 20 bis 30 Zentimeter (in der geknieten Variante öfters etwas höher). Wenn man flach auf dem Boden sitzt, wölbt sich der Rücken und bekommt man letztendlich Schmerzen im Unterrücken.

Am einfachsten meditiert man auf einem Stuhl. Nimm dafür einen Stuhl, der nicht zu hoch ist, mit einer geraden Rückenlehne. Die Unter- und Oberbeine sollten in einem Winkel von 90 Grad stehen, wobei beide Füße flach auf dem Boden ruhen. Man versucht dabei, sich nicht mit dem Rücken gegen die Lehne zu stützen.

Es ist wichtig, selbst herauszufinden welche Haltung am besten funktioniert. Die meisten Menschen sind dazu geneigt, in einer zu schwierigen Haltung anzufangen. Es ist nämlich nicht wichtig, ob das Ganze gut aussieht, sondern ob man stabil sitzt, in einer Haltung die man länger durchhalten kann. Suche die Mitte zwischen Anstrengung und Entspannung, nicht zu schlaff, aber auch nicht zu straff. Wenn dir diese Haltung leicht abgeht, probiere dann eine etwas schwierigere, stabilere Haltung.

Körper, Hände, Augen und Atmung
Außer einer guten Ausgangsposition, die Basishaltung, gibt es mehrere Sachen, die man beachten muss. Man sollte so viel wie möglich eine symmetrische Sitzhaltung einnehmen. Dabei hält man den Rücken, Nacken und Kopf, von der Seite gesehen, in einer geraden Linie. An der Vorderseite befindet sich die Nase in einer geraden Linie zum Nabel. Die Position des Beckens ist auch wichtig. Die Oberseite des Beckens kippt man leicht vorwärts, damit der Rücken in die richtige, einigermaßen hohle Haltung gerät. An der Vorderseite bleibt der Kopf gerade, mit der Brust etwas voraus. Das Kinn ist etwas eingezogen, sodass der Wirbel zum höchsten Punkt des Körpers wird, als ob dieser mit einem Faden an der Decke befestigt ist. An der Hinterseite bleibt der Kopf in einer geraden Linie zum Rücken.

Es ist die Kunst, trotz der straffen Haltung, entspannt zu bleiben. Es könnte dabei etwas einfacher werden, wenn man versucht das Gesicht zu entspannen: einen etwas trotteligen Gesichtsausdruck, wobei der Mund ein bisschen geöffnet ist.

Ein zusätzliches Detail sind die Hände. Die verschiedenen Meditationstechniken haben hier ihre eigenen Formen. Bei der Zen-Tradition sind die Hände gefaltet, dies wird das Mudra genannt. Die linke Hand wird in die rechte Hand gelegt. Hierbei formt man mit den beiden Daumen einen kleinen Kreis, indem sie sich leicht mit den Spitzen berühren. Die kleinen Finger ruhen weich gegen den Unterbauch, direkt unter dem Nabel.

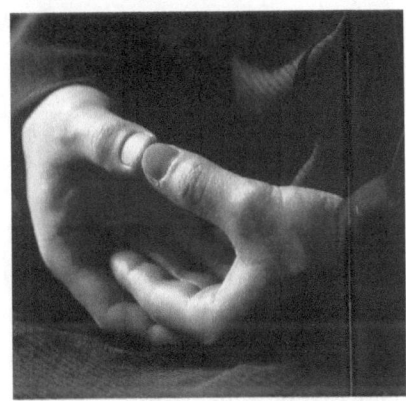

Der Stand der Augen ist auch wichtig. Beim Zen sind sie ständig geöffnet, ein wenig geschlossen (halb geöffnet). Der Gedanke dabei ist, in der Wirklichkeit zu bleiben. Mit geschlossenen Augen gehen wir schneller in unser Inneres und dadurch fangen wir an, nachzudenken und unseren Tagträumen nachzuhängen.

Zum Schluss, aber nicht unwichtig, noch die Atmung. Die Atmung formt die Leitlinie bei der Meditation. Beim Zen zählt man die Atmungen. In seinen Gedanken folgt man jedes Mal der Ausatmung. Einsssssss, zweiiiiiiiii, dreiiiiiiiii, bis zehn. Danach fängt man wieder bei eins an. Man würde meinen, dass es eine leichte Übung ist, aber öfters vergisst man das Zählen, oder man hat zum Beispiel bis 31 gezählt, um dann aufzuschrecken, und wieder bei eins anzufangen.

Das Zählen ist ein Hilfsmittel, kein Ziel. Indem man zählt, versucht man mit seiner Aufmerksamkeit im Jetzt zu bleiben. Das Zählen hilft einem dabei, sich einen Wind durch die Seele wehen zu lassen, die Vor- und Hintertür zu öffnen. Aber aufgepasst: Es gibt einen nuancierten Unterschied zwischen „die Atmung zu zählen" und „das Zählen zu Atmen". Letzteres ist nicht der Sinn der Sache. Es ist die Kunst, natürlich zu atmen, die Atmung nicht zu steuern.

Alles zusammengenommen ist es eine Menge an Details. Man sollte versuchen, sich nicht in all diesen Details zu verstricken. Ein langsamer Aufbau ist dabei zu empfehlen. Man sorgt zuerst für eine richtige Basishaltung, wonach man an den Details arbeitet.

Zum Schluss

Selbstverständlich wird man während der Meditation Unbequemlichkeiten begegnen, Geräusche aus der Umgebung zum Beispiel, oder vielleicht der eigene Körper, der protestiert. Aber man sollte nicht darauf eingehen, sondern seine Haltung festhalten. Die Unbequemlichkeiten lässt man einfach da, wo sie sind. Man versucht nicht, sich gegen sie zu wehren. Das macht alles nämlich nur schwieriger. Nimm sie nur wahr und lasse sie vorbeigehen.

Wenn die körperlichen Unbequemlichkeiten wirklich zu groß werden, hat man wahrscheinlich eine zu schwierige Anfangshaltung gewählt. Damit kann man ein wenig spielen. Beim nächsten Mal fängt man halt in einer etwas einfacheren Haltung an, bis man die richtige Balance zwischen zu einfach und zu schwierig gefunden hat.

Mehr mindfulness, die fünf Aufmerksamkeitsübungen

Innerhalb der *mindfulness* wird öfters über das Bewusstsein gesprochen, und dann vor allem über das Bewusstsein in der Gegenwart. Aber damit ist nicht alles gesagt. Es gibt auch noch sowas wie das Füllebewusstsein, von dem u.a. beim Zen-Buddhismus gesprochen wird. Das ist ein Bewusstsein, in dem man sehen kann, wie alles miteinander in Verbindung steht.

Die Vorstellung des Füllebewusstseins wird öfters in der Form eines weißen Papierblattes dargestellt. Man sieht das weiße Blatt Papier und die Frage lautet: Was sehe ich alles? „Ein weißes Blatt Papier" sollte man sagen. Das ist zweifellos richtig, aber sieht man auch den Baum, den Holzfäller, den Mann am Fließband, seine Frau?

Die Idee ist einfach: Kann man all das, was zu diesem weißen Blatt Papier geführt hat, sehen? Was hat man alles benötigt, um dieses weiße Blatt Papier herzustellen? Was hat alles dazu beigetragen? Diese Reihe ist lang. Die Sonne, der Regen, das Wachsen des Samens, ein Baum, der Holzfäller, der Arbeiter in der Papierfabrik, seine Frau, die sein Frühstück und Abendessen bereitet, sodass er wieder genug Energie zum Arbeiten hat... Die Reihe könnte noch viel länger durchgezogen werden, aber der Gedanke dahinter wird deutlich sein.

Der Gedanke ist, dass wenn man sieht, wie alles miteinander verbunden ist, man als nächstes seine Schlussfolgerungen zieht und sich automatisch mehr in die Richtung eines ästhetischeren Lebens bewegt.

Für die, die darin weiter machen wollen, sind die „Fünf Aufmerksamkeitsübungen" des Zen-Meisters Thich Nhat Hanh vielleicht interessant. Thich Nhat Hanh hat eine aktuelle Bearbeitung der Lebensregeln des Buddha (die vier Wahrheiten und der achtfache Pfad) gemacht. Diese Regeln könnten möglicherweise als spirituelle Grundlage, oder als spirituelle Richtlinien im eigenen Leben dienen.

Die fünf Aufmerksamkeitsübungen

1 Das Schützen des Lebens
Im Bewusstsein des Leidens, das durch die Zerstörung von Leben verursacht wird, verspreche ich, von ganzem Herzen Erbarmen zu haben, zu lernen, das Leben der Menschen, Tiere, Pflanzen und der Erde zu schützen. Ich habe mir aufrichtig vorgenommen, nicht zu töten, nicht zuzulassen, dass andere töten, und keine Gewalttat in der Welt, in meinen Gedanken oder in meiner Lebensart, zu rechtfertigen.

2 Streben nach einer rechtfertigen Verteilung
Im Bewusstsein des Leidens, das durch Ausbeutung, soziale Ungerechtigkeit, Diebstahl und Unterdrückung verursacht wird, verspreche ich, von ganzem Herzen, zu lernen, sorgsam zu sein und mich für das Wohl der Menschen, Tiere, Pflanzen und der Erde einzusetzen. Ich verspreche, mich zu üben in Großzügigkeit, indem ich meine Zeit, Energie und materielle Mittel, mit all denen teile, die es brauchen. Ich habe das aufrichtige Vorhaben, nicht zu stehlen, oder mir etwas, was einem anderen gehört, zuzueignen. Ich werde das Eigentum anderer respektieren, und versuchen zu verhüten, dass andere sich zum Nachteil von Menschen oder anderen Lebewesen begünstigen.

3 Integrität in menschlichen Beziehungen
Im Bewusstsein des Leidens, das durch sexuelles Fehlverhalten verursacht wird, verspreche ich von ganzem Herzen, Verantwortungsgefühl zu entwickeln und die Sicherheit und Integrität von Individuen, Paaren, Familien und der gesamten Gesellschaft zu respektieren. Ich habe das aufrichtige Vorhaben, keine sexuellen Beziehungen einzugehen, ohne dass die Rede von

Liebe, oder einer dauerhaften Verbindung ist. Ich verspreche, meine eigene Beziehung, oder die anderer zu respektieren, um meinen eigenen Glücks und des Glücks der anderen willen. Ich werde mein Möglichstes tun, um Kinder gegen sexuellen Missbrauch zu schützen und vorzubeugen, dass Paare oder Familien wegen unverantwortlichen sexuellen Verhaltens, auseinanderfallen.

4 Sorgfältig kommunizieren
Im Bewusstsein des Leidens, das durch unachtsame Rede und aus der Unfähigkeit, anderen zuzuhören verursacht wird, verspreche ich von ganzem Herzen, liebevolles Sprechen und mitfühlendes Zuhören zu entwickeln, um so andere froh und glücklich zu machen, und ihr Leiden zu erleichtern. Im Wissen, dass Worte Glück und Leid verursachen, habe ich das aufrichtige Vorhaben, die Wahrheit zu sprechen und Worte zu wählen die zu Selbstvertrauen, Freude und Hoffnung beitragen. Ich möchte keine Gerüchte verbreiten und keine Angelegenheiten, denen ich mir nicht sicher bin, kritisieren oder verurteilen. Ich werde nichts sagen, dass zu Uneinigkeit und auch Streit, oder zu Auseinanderfallen von Familien oder der Gesellschaft führen kann. Ich werde mein Äußerstes tun, jeden Konflikt – wie klein auch – zu beenden, und versuchen Versöhnung zustande zu bringen.

5 Bewusst konsumieren
Im Bewusstsein des Leidens, das durch den unachtsamen Umgang mit Konsumgütern entsteht, verspreche ich von ganzem Herzen, dafür Sorge zu tragen, das ich, meine Familie und die Gesellschaft in einer guten körperlichen und geistigen Verfassung sind, indem ich sorgfältig bin mit dem, was ich esse und trinke, und was ich sonst noch zu mir nehme. Ich nehme mir vor, nur noch Sachen zu konsumieren die Frieden, Wohlsein und Freude in meinen Körper und Bewusstsein, und das des kollektiven Körpers und Bewusstseins meiner Familie und Gesellschaft, fördern.

Alle Übungen der Reihe nach

In diesem Anhang befinden sich alle Übungen aus diesem Buch, die mit einigen neuen Übungen ergänzt werden.

Anfang

<u>Übung</u>
Erinnere dich selbst an mindfulness
Es ist vernünftig, sicher wenn man gerade erst mit *mindfulness* anfängt, sich an diese Tatsache zu erinnern, indem man sich etwas Sichtbares in sein Wohnzimmer hängt. Denke dabei zum Beispiel an einen Luftballon, den man aufbläst. Und sobald dieser leer ist, bläst man wieder einen neuen Luftballon auf. Und wenn dieser wieder leer ist, aufs Neue… und so weiter, sodass man jedes Mal eine aktive Handlung ausführt, wobei man sich sagt: „Ich bin dabei, etwas mehr im Jetzt zu leben. Ich beschäftige mich mit *mindfulness*".

Aufmerksamkeitsübungen

<u>Übung</u>
Iss einen Apfel
Eine einfache Aufmerksamkeitsübung ist das Essen eines Apfels mit deiner ganzen Aufmerksamkeit. Versuche alles wahrzunehmen: Betrachte die Textur des Apfels, spüre die Schale, fühle die Temperatur, rieche den Apfel, beiße in den Apfel und koste den Geschmack, spüre wie sich der Apfel kauen lässt.

<u>Übung</u>
Rosinen
Lege zwei Rosinen in ein Schälchen. Man holt sie raus und betrachtet sie sorgfältig, als ob man noch nie Rosinen gesehen hat. Was für eine Farbe haben sie? Welche Struktur haben sie? Versuche

sie zu riechen. Rolle sie zwischen den Fingern und fühle die Rosinen. Wie hört es sich an, wenn man in sie kneift? Zur Abwechslung schließt man die Augen, sodass man sich leichter konzentrieren kann auf die anderen sinnlichen Wahrnehmungen, wie das Riechen und Fühlen.

Haltmomente im täglichen Leben
Haltmomente, oder „Bewusstseinsinseln", sind leichte Übungen die man einfach im täglichen Leben anwenden kann. Man kreiert jedes Mal einen Haltmoment, um so den „täglichen Strom der Dinge" zu durchbrechen und sich bewusst zu werden, wo man ist, und was man gerade macht.

Den Tag anfangen
Man beginnt den Tag mit drei einfachen Ein- und Ausatmungen, am liebsten vor einem offenen Fenster. Man schaut in der Zwischenzeit nach draußen und betrachtet die Umgebung.

Unterbreche deine Arbeit
Lege die Arbeit nieder und nimm dir die Zeit, um zu dir zu kommen. Setzte dich aufrecht auf einen Stuhl. Die Füße flach auf dem Fußboden und die Hände ruhen auf den Oberschenkeln. Entspanne die Schultern und das Gesicht. Gib dir den Raum, kurze Zeit mal nichts machen zu müssen. Nimm dir danach die Zeit und werde dir deiner Atmung bewusst. Folge dem Kommen und Gehen des Atems. Wenn du in Gedanken bist, bemerkst du die Gedanken, aber du lässt dich nicht auf sie ein. Mache diese Übungen ungefähr 3 Minuten, oder 10 lange Atmungen.

Was bewegt dich?
Beachte an verschiedenen Momenten des Tages kurz, was dich bewegt. Was denkst, oder fühlst du gerade in diesem Moment? Mache dies während drei Ein- und Ausatmungen. Übe keine Selbstkritik, aber beschränke dich lediglich auf das Registrieren von

dem, was du wahrnimmst. Nach drei bewussten Atmungen nimmst du deine Beschäftigung wieder auf.

Dein Tempo verlangsamen
Führe während des Tages einfache Handlungen bewusst langsam aus. Zum Beispiel deinen Computer einschalten, das Mittagessen bereiten, oder einen Kaffee kochen. Mache alles in *Slow Motion*, in einem niedrigen, gebremsten Tempo. Versuche dabei, ob du währenddessen den Kontakt mit deiner Atmung behalten kannst, oder ihr bewusst werden kannst.

Das Ende des Tages
Beende den Tag, bevor du ins Bett gehst, mit drei bewussten Ein- und Ausatmungen vor dem offenen Fenster. Schau dir die Umgebung an, und versuche Unterschiede mit der gleichen Übung vom Anfang des Tages wahrzunehmen.

Seiner Umgebung bewusst werden

<u>Übung</u>
Ein Spaziergang
Mache mal einen Spaziergang durch deine Nachbarschaft. Wähle eine Route die du schon kennst, aber tue, als ob du diesen Spaziergang zum ersten Mal machst. Mache ihn zum Beispiel wie ein Tourist. Schau um dich herum, als hättest du die Gebäude noch nie gesehen. Das Gleiche gilt für den Weg (gehst du über Asphalt oder Pflastersteine?). Schau dir die Gärten und die Leute die dir begegnen an. Was siehst du? Was hörst du? Was riechst du?

<u>Übung</u>
Zur Arbeit
Versuche mal, wenn du auf dem Weg zur Arbeit bist, dir der Reise bewusst zu sein. Denke nicht an die Versammlung die ansteht, oder das Gespräch mit deinem Arbeitskollegen, sondern schau

aufmerksam um dich herum. Sieh dir die Bäume an, spüre den Wind und höre die Vögel.

Aufmerksamkeit für den gegenwärtigen Moment

<u>Übung</u>
JETZT
Eine einfache Achtsamkeitsübung, um die Wichtigkeit der Gegenwart mehr zu schätzen, ist schlichtweg, sich die nächsten Stunden keine Gedanken mehr an die Zukunft zu erlauben. Lasse alle Gedanken an „später" oder „morgen" fahren, beschäftige dich mit dem, was du gerade machst. Wenn du merkst, dass Gedanken über später in dir aufkommen, sagst du dir einfach: „Nicht jetzt, später habe ich Zeit."

<u>Übung</u>
Verbeugen
Mache, jedes Mal wenn du ein anderes, neues Zimmer betrittst, eine Verbeugung, und atme kurz tief durch. Mache dies zum Beispiel, wenn du in deine eigene Wohnung hinein gehst oder sie verlässt. Oder wenn du ein anderes Zimmer, oder Gebäude betrittst. Du kannst zwischen einem Kopfnicken oder einer tieferen Verbeugung variieren. Dabei sagst du dir in Gedanken: „Ich betrete ein anderes Zimmer und verbeuge mich. Ich bin hier, in diesem neuen Raum. Ich habe das Zimmer gesehen und ich habe mich selbst auch kurz gesehen."

Meditation

<u>Übung</u>
Zen-Meditation Siehe Anhang 1

Übung
Laufmeditation
Außer der „normalen" Meditation gibt es beim Zen auch die Laufmeditation, auch Kinhin genannt. Die Übung ist der normalen Meditation ganz nah. Man kann sie einfach im täglichen Leben anwenden, zum Beispiel, wenn man bei der Bushaltestelle oder im Bahnhof warten muss. Laufmeditation ist ganz leicht. Man läuft im Tempo der Atmung. Das ist also ein ganz niedriges Tempo. Man hebt bei einer Einatmung einen Fuß hoch, bei einer Ausatmung stellt man den Fuß wieder hin. Aufrollen, Abrollen. Dann macht man weiter mit dem anderen Fuß. So läuft man ganz langsam, fast in Zeitlupe. Man versucht, den Kontakt, den die Füße mit dem Boden haben, und seiner Atmung bewusst zu bleiben.

Die Atmung und der Körper

Übung
Folge deiner Atmung
Atme ein paar Mal tief durch und lasse danach den Atem von sich aus kommen und gehen. Versuche der Atmung zu folgen, ab der Nase bis tief in den Bauch und wieder zurück. Es ist praktisch, Markierpunkte zu nutzen, wie die Nasenflügel und die Oberseite des Brustkorbs und die Unterseite des Bauches. Es ist einfach, zu spüren, wenn der Brustkorb oder der Bauch hochkommt, wo sich die Atmung befindet. Es ist wichtig, die Atmung nicht zu steuern, sondern dieser nur zu folgen. Wenn es klappt, der Atmung über den drei Markierpunkten zu folgen, versuche dann, ob du fähig bist, der ganzen Linie zu folgen, ab der Nase bis zum Unterbauch. Wenn das auch klappt, versuche dann, dich auf einen Punkt zu konzentrieren, nämlich den Punkt an der Oberseite deiner Oberlippe, und fühle wie dein Atem daran vorbei geht beim Ein- und Ausatmen.

Übung
Pranayama
Eine bekannte Pranayama-Übung ist darauf ausgerichtet, die Atmung zu verlängern und festzuhalten. Bei dieser Übung steuert man die Atmung so, dass das Ausatmen zweimal so lange dauert wie das Einatmen, und das Festhalten der Atmung sogar viermal so lange.

Übung
Die vollständige Atmung
Die vollständige Atmung besteht aus drei Phasen. Im ersten Teil atmet man tief ein und aus in der Zwergfellatmung (Bauchatmung). Nach der Ausatmung fängt man erneut mit einer Einatmung in der Zwergfellatmung an und danach hoch zur Flankenatmung. Nach dieser Ausatmung wird die vollständige Atmung ausgeführt: Erneut füllt man die Lungen von unten aus dem Bauch, über die Flanken nach oben hin (die Schlüsselbeinatmung oder Hohe Atmung). Man ist beim oberen Teil der Lungen, wenn man bemerkt, dass die Schlüsselbeine hoch kommen. Die vollständige Atmung verläuft am natürlichsten, wenn die drei Phasen sich in einer natürlichen, lockeren Bewegung folgen.

Übung
Spüre deinen Körper
Eine einfache Aufmerksamkeitsübung, die man machen kann um einen Augenblick zu sich zu kommen, ist die folgende: Spüre den Unterschied zwischen dem Boden und dir selbst. Setze dich, oder lege dich, und spüre den Boden, auf dem dein Körper ruht. Spüre als nächstes, ein feiner Unterschied, wie dein Körper auf dem Boden ruht. Bewege dich hin und her, mache erst richtigen Kontakt mit dem Boden auf dem du ruhst, und spüre dann, wie dein Körper auf dem Boden ruht.

Übung
Der Bodyscan

Entspanne dich und konzentriere dich auf deine Atmung. Wenn du dich nach ein paar Atmungen wohl fühlst, fange dann mit dem Bodyscan an.

Richte deine Aufmerksamkeit zuerst auf deine Stirn. Versuche die Haut zu spüren, eventuelle Verspannungen zu registrieren und entspanne dich mit einer Ausatmung. Mach das Gleiche mit den Augenbrauen, Augen, deiner Nase, den Ohren, deinem Mund und dem Kiefer. Richte nun deine Aufmerksamkeit auf deinen Hinterkopf und gehe von oben nach unten. Nun richtest du deine Aufmerksamkeit auf deinen Nacken, Hals, die Schlüsselbeine und deine Schultern. Anschließend deinen linken und rechten Arm, einer nach dem anderen. Fang bei deinem Oberarm an, dann der Ellbogen, Unterarm, die Hand und die Finger. Wenn das klappt, versuche bei jeder Ausatmung, da zu entspannen, wo du gerade mit deiner Aufmerksamkeit bist.

Richte deine Aufmerksamkeit weiter nach unten: Auf deine Brust, dein Zwergfell, deine Bauchmuskeln, deinen Oberrücken, Unterrücken und dein Rückgrat. Nimm dir die Zeit für jeden Körperteil. Gehe noch weiter runter mit deiner Aufmerksamkeit: dein Becken, deine Genitalien, dein Gesäß, deine beiden Oberbeine, deine Knie, Unterbeine, Fußgelenke, Füße und Zehen.

Lass dich jetzt ganz schwer werden. Wenn der ganze Körper entspannt ist, kehre dann noch mal zu dem Teil deines Körpers zurück, der sich während der Übung verspannt anfühlte. Gib diesem Körperteil volle Aufmerksamkeit und versuche ihn zu entspannen.

Spanne, zum Schluss, zwei Mal, während 3 Sekunden, all deine Muskeln an, und entspanne mit einer Ausatmung. Richte deine Aufmerksamkeit jetzt langsam wieder auf deine Umgebung. Höre die Geräusche um dich herum, lasse sie zu dir durchdringen. Öffne deine Augen.

Denken und Fühlen

<u>Übung</u>
Gedanken benennen
Mache diese Übung laut, jedes Mal wenn dir ein Gedanke durch den Kopf geht. Wenn dir durch den Kopf geht, was du alles noch machen musst, sage dir dann nicht: „Ich habe noch so viel zu tun", sondern benenne, was gerade passiert: „Mir geht der Gedanke durch den Kopf, dass ich noch einiges zu tun habe". Wähle dabei immer die gleichen Worte: „Mir geht der Gedanke durch den Kopf, dass…". Wenn du zum Beispiel denkst: „Mein Partner ist immer kritisch". Sage dann: „Mir geht der Gedanke durch den Kopf, dass mein Partner immer kritisch ist".

<u>Übung</u>
Treibende Blätter
Setze dich entspannt hin und schließ deine Augen. Stell dir einen langsam strömenden Fluss vor. Sieh wie das Wasser über die Kieselsteine, dem Schilfrohr vorbei strömt. An einem warmen, sonnigen Tag sitzt du an diesem Fluss und siehst dir die vorbeitreibenden Blätter an.

Werde dir jetzt deinen Gedanken bewusst. Jedes Mal, wenn dir ein Gedanke durch den Kopf geht, stellst du dir vor, dass du den Gedanken auf eines dieser Blätter legst. Wenn du in Worten denkst, legst du die Worte auf das Blatt. Wenn du in Bildern denkst, legst du das Bild auf das Blatt. Bleibe beim Fluss und sieh, wie die Blätter vorbeitreiben. Versuche nicht den Strom zu lenken.

Auch ablehnende Gedanken wie: „Ich mache diese Übung nicht richtig", oder „Was mache ich denn nur gerade?", du hebst sie auf und legst sie auf die Blätter.

Übung
Ich habe ein Gefühl
Die gleiche Übung wie bei Gedanken ist auch bei Gefühlen möglich. Anstatt von „Ich bin böse" oder „Ich bin traurig" sagst du dir jedes Mal: „Ich habe das Gefühl, dass…". Also: „Ich habe das Gefühl, dass ich böse bin".

Übung
Aufmerksamkeit für Gefühle
Lege dich entspannt hin. Schließ deine Augen und konzentriere dich auf dich selbst. Erkenne wieder das erste Gefühl, das du entdeckst. Benenne dieses Gefühl, wenn möglich. Zum Beispiel: Ich spüre, dass ich böse bin, oder traurig. Wenn das Gefühl zu stark wird, versuche dann, deine Aufmerksamkeit zu verlagern, und widme sie kurz deiner Atmung. Das Gefühl wird in Stärke abnehmen. Versuche darauf, die Aufmerksamkeit wieder den Gefühlen zu widmen.
  Behalte den Kontakt mit dem Gefühl. Verdränge es nicht, betrachte es mit Interesse. Spüre, wo das Gefühl sich im Körper merkbar macht. Indem du bei deinem Gefühl bleibst, wirst du bemerken, dass es zur Ruhe kommt. Bewusstes Atmen könnte hierbei helfen. Wenn es zum Beispiel Kummer ist, kannst du dir sagen: Ich atme ein und spüre, dass es Kummer ist, ich atme aus, und lasse meinen Kummer zur Ruhe kommen. Daraufhin löst du dich von dem Gefühl, bleibst nicht darin stecken. Versuche zum Schluss, herauszufinden, woher dein Gefühl kommt, oder womit es zu tun hat. Suche nicht allzu lange, wenn du keine Antwort findest. Vielleicht kommt sie beim nächsten Mal. Öffne deine Augen und komme zu dir selbst.

Kontakt mit der Wirklichkeit

<u>Übung</u>
Die Sinne
(Es ist praktisch, vor Anfang der Übung eine starke Tasse Tee zu kochen. Das ist behilflich beim Riechen und Schmecken.)
Setze dich ruhig auf den Boden oder auf einen Stuhl, zuerst mit geöffneten Augen und schaue aufmerksam um dich herum. Vielleicht fällt dir etwas auf, was du bis jetzt noch nicht in deiner Umgebung gesehen hast. Schließe deine Augen, spüre deine Sinne. Versuche aufmerksam zu hören, wie viele Geräusche hörbar sind. Rieche bewusst, vielleicht riechst du Essensgeruch, eine Blume im Zimmer oder den Tee, den du dir gerade gekocht hast. Werde dir deines Körpers bewusst. Spüre die Temperatur im Zimmer. Spüre den Boden, auf dem du sitzt. Öffne wieder deine Augen, trinke den Tee und koste ihn aufmerksam.

<u>Übung</u>
Nicht Urteilen
Eine einfache Übung, aber deswegen noch nicht leicht: Versuche die nächste Stunde kein Urteil über etwas zu fällen. Versuche es danach auch mal im täglichen Leben. Versuche jedes Mal, wenn du merkst, dass du urteilst, ob du weniger hart urteilen könntest. Versuche etwas Spielraum übrig zu behalten, um später vielleicht dein Urteil anzupassen.

Über den Autor

Marc Brookhuis beschäftigt sich schon seit mehr als zwanzig Jahren intensiv mit Zen-Meditation und orientalischer Philosophie. Einen Großteil seiner Zen-Ausbildung folgte er beim *Zentrum* in Utrecht. Auch hat er einige Wochen in Wat Suanmokh (ein Kloster in Thailand) Vipassana-Meditation ausgeübt. Marc Brookhuis arbeitet als Mental Coach und unterrichtet Zen-Meditation, *mindfulness* und orientalische und westliche Philosophie.

Mehr Informationen über Kurse oder Coaching findet man auf seiner Website:
www.vierentwee.nl